AF469030

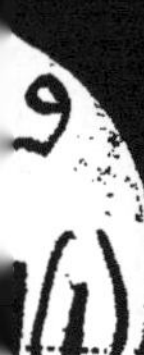

IMPRIMERIE DE FIRMIN DIDOT
RUE JACOB, N° 24.

MÉMOIRES EXPLICATIFS

DES

TABLEAUX SYNOPTIQUES

D'ANATOMIE PHYSIOLOGIQUE,

DRESSÉS

D'APRÈS UNE NOUVELLE NOMENCLATURE;

PAR LAURENT,

DOCTEUR EN MÉDECINE DE LA FACULTÉ DE PARIS, PROFESSEUR D'ANATOMIE ET DE PHYSIOLOGIE A L'ÉCOLE DE MÉDECINE DU PORT DE TOULON, MEMBRE CORRESPONDANT DE LA SOCIÉTÉ ACADÉMIQUE DE MÉDECINE DE MARSEILLE.

Ars longa, vita brevis.
HIPP. APH. I.
Multa paucis.

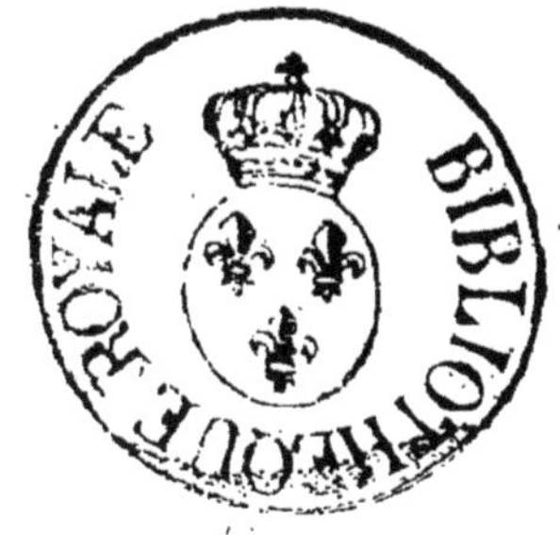

PARIS,

CHEZ CREVOT, LIBRAIRE,
RUE DE L'ÉCOLE DE MÉDECINE, N° 3.

ET A TOULON,

CHEZ L. LAURENT, LIBRAIRE-ÉDITEUR.

1826.

… y a des
tableaux in-fol. qui nous manquent.)

MÉMOIRES EXPLICATIFS

DES

TABLEAUX SYNOPTIQUES

D'ANATOMIE PHYSIOLOGIQUE.

PRÉFACE.

Les tableaux synoptiques que nous publions sont le résultat de recherches faites dans l'intention de nous livrer à l'enseignement particulier d'une science que nous avons cultivée par goût autant que par devoir. L'occasion de concourir pour une chaire d'anatomie vacante par la nomination de notre prédécesseur, à la faculté de médecine de Montpellier, se présenta au moment où nous venions de fixer la méthode que nous croyions indispensable pour arriver à embrasser la généralité des faits positifs et les plus saillants des diverses espèces d'anatomie. Notre travail présentait un ensemble régulier, pour lequel nous avons été obligés d'abandonner le langage reçu, et d'en substituer un nouveau qui devenait pour nous un moyen mnémonique dont nous avons pu constater les avantages. Les épreuves publiques que nous eûmes à soutenir devant les juges du concours, étaient d'autant plus pénibles, qu'ayant à traiter des questions tirées au sort, le candidat devait donner à ses réponses toute la latitude possible, sans sortir de son sujet. Nous fîmes alors, devant un auditoire nombreux, l'essai de la méthode qui, basée en grande partie sur les vues philosophiques de notre célèbre maître M. de Blainville, permet réellement de développer même aux personnes étrangères à la science, le plus de choses possible dans le moins de temps. L'enseignement qui nous est confié, nous a permis de perfectionner encore ce travail, que nous offrons au public comme propre à guider les personnes qui peuvent se trouver placées dans les mêmes circonstances que nous, ou celles qui veulent avoir sans cesse présentes à la mémoire, les données les plus importantes de l'anatomie physiologique, considérée sous le rapport de son utilité dans la pratique de la médecine et dans l'étude des sciences accessoires qu'elle met à contribution en même temps qu'elle sert à les éclairer.

Les progrès faits dans l'étude de l'organisme animal forcent réellement toutes les personnes qui exercent la médecine à ne point rester étrangères à ceux des sciences naturelles. L'anatomie et la physiologie humaines doivent accueillir et non repousser les lumières que leur fournissent la zoologie et la physiologie comparées.

Les avantages de la synopsie seront démontrés dans les mémoires explicatifs. Le perfectionnement de la méthode introduite dans l'étude de l'économie animale est un motif puissant qui a dû nous déterminer à recourir à cette manière de présenter la science. Les succès qu'ont obtenus les tableaux synoptiques du professeur Chaussier, sont dus autant à la forme de ce genre d'ouvrage, qu'au profond savoir de l'auteur. Cette assertion nous paraît applicable à tous les écrits publiés sous cette forme par tous les hommes qui se sont distingués dans les sciences et dans les lettres.

Aux difficultés qu'on rencontre toujours dans la composition d'un ouvrage qui exige des recherches suivies et multipliées qu'on doit résumer, il faut joindre encore celles d'un travail fait pour rebuter les hommes les plus patients. Je veux parler de la nomenclature anatomique. Les tentatives faites dans cette direction n'ont eu jusqu'à ce jour pour objet que l'anatomie spéciale. La nomenclature nouvelle que nous proposons embrasse toutes les parties du corps humain, sans s'occuper des détails; elle exprime en termes clairs et précis les caractères les plus importants en anatomie physiologique, indique l'affinité de toutes les parties entre elles, en montre la liaison et promet des bases sûres pour arriver de là aux spécialités.

Les personnes qui se livrent à l'enseignement de l'anatomie, celles qui dans leurs épreuves pour le doctorat, sont obligées de bien posséder les documents nécessaires pour faire une leçon ou pour répondre à des questions, peuvent être assurées de trouver de très-grands avantages dans l'emploi de noms nouveaux, qui, lors même qu'ils ne seraient point adoptés, n'en seraient pas moins un moyen mnémonique pour reproduire instantanément les principales données dont on a besoin.

Cette nomenclature, employée de cette manière, nous a été d'une si grande utilité dans l'étude et dans l'enseignement, qu'après des épreuves réitérées, nous avons cru devoir la soumettre au jugement des critiques impartiaux. Nous leur demandons des objections, nous sommes prêts à avouer les erreurs que nous aurions pu commettre dans les applications des principes que nous avons adoptés. Nous ne devons point craindre qu'on nous oppose l'habitude de l'ancien langage. Si celui que nous proposons est plus conforme au génie de la science, les bons esprits doivent l'adopter et feront volontiers le sacrifice de quelques heures d'un examen impartial. Quelques jours d'exercice suffiront ensuite pour rendre familiers et habituels les noms nouveaux, qui sont de véritables formules propres à faire connaître les traits les plus saillants des différentes parties qui composent le corps humain.

Nous ne devons point taire qu'après avoir établi les bases de la nouvelle nomenclature que nous proposons, nous avons formé le projet de la prendre elle-même comme fondement d'une nouvelle nomenclature pathologique; et nous avons même fait quelques recherches à ce sujet. Mais ce nouveau travail, qui présente de très-grandes difficultés, ne peut être exécuté par une seule personne, et il nous paraît exiger le concours de plusieurs savants, comme on l'a déja fait pour la chimie.

Quant à notre nomenclature, nous sommes bien loin de la donner comme complète et comme la meilleure qu'on puisse former; nous pensons au contraire qu'un seul homme ne doit jamais avoir la prétention de tout faire dans ce genre de recherches. Chacun doit fournir les résultats de ses méditations; et nous sommes tellement convaincus de cette vérité, que, visant au but que nous nous sommes proposé depuis quelques années, nous croyons devoir le montrer maintenant à tous ceux qui peuvent en approcher. Si nous ne nous sommes point fait trop illusion sur les résultats de notre travail, nous pouvons prédire du succès aux personnes qui auraient le courage de faire les mêmes tentatives que nous, et la patience de les continuer sans se laisser rebuter par les difficultés.

Nous nous estimerons heureux, si nos recherches, appréciées sévèrement et sans prévention, peuvent être de quelque utilité comme *moyen mnémonique;* et nos vœux seront comblés, si, comme nous avons été portés à le penser quelquefois, la nouvelle nomenclature anatomique, obtenant la sanction des critiques les plus sévères, méritait réellement d'être adoptée dans ses bases, sauf les modifications qu'il conviendrait d'y apporter. Tout homme étant exposé à exalter le mérite de ses propres conceptions, nous avons dû encourir toutes les chances de la critique, en nous y exposant de bonne foi, 1° pour faire cesser toutes nos illusions; 2° pour prouver qu'avant tout, nous sommes animés d'un véritable zèle pour les intérêts de la science, auxquels nous n'hésiterons pas de faire le sacrifice de notre amour-propre. Si notre espérance se trouve déçue, nous serons dédommagés par les lumières que nous puiserons dans les observations qui nous seront communiquées; et ce but ne peut nous être indifférent, puisque les erreurs reconnues pour telles, doivent être regardées comme un pas de plus fait vers la vérité, qu'on doit préférer à tout.

INTRODUCTION.

Les sciences d'observation ont pour objet l'étude des corps naturels. Ceux-ci sont innombrables. On les distingue en corps célestes et en terrestres. Les premiers qu'on nomme aussi *astres* se meuvent dans l'espace. Les uns gravitent autour d'un centre commun. Les autres sont fixes. La composition de ces corps se dérobe à nos recherches; ils sont trop éloignés de nous. D'ailleurs l'étude de leurs mouvements et de leurs rapports entre eux, est l'objet des sciences astronomiques. Les seconds ou corps terrestres forment le globe que nous habitons et l'atmosphère qui l'enveloppe. Ces corps qui sont coercibles et pondérables, sont simples ou composés. On a aussi donné le nom de corps impondérables et incoercibles aux quatre agents qu'on désigne dans les sciences physiques et chimiques, sous les noms de calorique, lumière, fluide électrique, et fluide magnétique. On soupçonne que ces quatre agents incoercibles, ne sont autre chose que les modifications d'un fluide répandu dans l'espace pour lequel on propose le nom d'*éther*.

On désigne sous le nom de *corps simples ou éléments* les corps qui n'ont pas encore été décomposés, ou dont toutes les parties sont homogènes. Ce sont ceux qui par leur combinaison binaire, ternaire, quaternaire, etc., forment les corps composés.

Les corps soit simples, soit complexes, combinés avec des proportions variables de calorique existent à l'état de gaz, de vapeurs, de liquides et de solides.

On distribue aussi généralement les corps terrestres en deux grandes classes. La première comprend les corps inorganiques et non vivants, dans la seconde sont rangés les corps organiques et jouissant de la vie.

Le règne inorganique ou minéral est l'ensemble des composés inorganiques auxquels il faut joindre une partie des corps simples qu'on trouve dans l'intérieur ou à la surface du globe dans l'état de pureté. Les autres corps simples reconnus pour tels au moyen des procédés de la chimie, sont aussi nommés éléments chimiques. L'étude des corps inorganiques ou minéraux forme une science qu'on nomme *minéralogie*. Duméril a proposé de substituer à ce nom celui d'*abiotologie*. Nous ferons

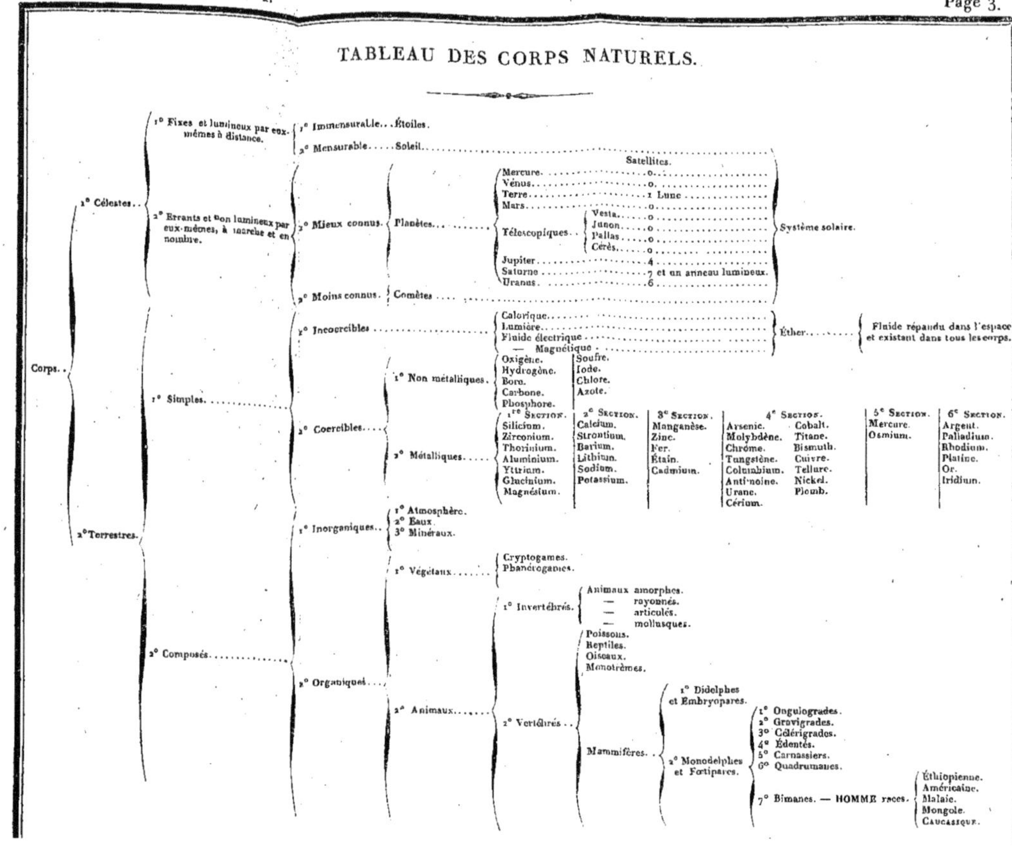

TABLEAU DES CORPS NATURELS.

- Corps..
  - 1° Célestes..
    - 1° Fixes et lumineux par eux-mêmes à distance.
      - 1° Immensurable... Étoiles.
      - 2° Mensurable..... Soleil .... Système solaire.
    - 2° Errants et non lumineux par eux-mêmes, à marche et en nombre.
      - 2° Mieux connus. Planètes........ (Satellites.) .... Système solaire.
        - Mercure........ 0.
        - Vénus........ 0.
        - Terre........ 1 Lune.
        - Mars........ 0.
        - Télescopiques..
          - Vesta..... 0.
          - Junon..... 0.
          - Pallas..... 0.
          - Cérès..... 0.
        - Jupiter........ 4.
        - Saturne........ 7 et un anneau lumineux.
        - Uranus........ 6.
      - 2° Moins connus. Comètes .... Système solaire.
  - 2° Terrestres.
    - 1° Simples..........
      - 1° Incoercibles .... Éther........ Fluide répandu dans l'espace et existant dans tous les corps.
        - Calorique.
        - Lumière.
        - Fluide électrique.
        - — Magnétique.
      - 2° Coercibles....
        - 1° Non métalliques. Oxigène. Hydrogène. Bore. Carbone. Phosphore. Soufre. Iode. Chlore. Azote.
        - 2° Métalliques.....
          - 1re Section. Silicium. Zirconium. Thorinium. Aluminium. Yttrium. Glucinium. Magnésium.
          - 2e Section. Calcium. Strontium. Barium. Lithium. Sodium. Potassium.
          - 3e Section. Manganèse. Zinc. Fer. Étain. Cadmium.
          - 4e Section. Arsenic. Molybdène. Chrome. Tungstène. Columbium. Anti-moine. Urane. Cérium. Cobalt. Titane. Bismuth. Cuivre. Tellure. Nickel. Plomb.
          - 5e Section. Mercure. Osmium.
          - 6e Section. Argent. Palladium. Rhodium. Platine. Or. Iridium.
    - 2° Composés..........
      - 1° Inorganiques..
        - 1° Atmosphère.
        - 2° Eaux.
        - 3° Minéraux.
      - 2° Organiques...
        - 1° Végétaux......
          - Cryptogames.
          - Phanérogames.
        - 2° Animaux......
          - 1° Invertébrés.
            - Animaux amorphes.
            - — rayonnés.
            - — articulés.
            - — mollusques.
          - 2° Vertébrés..
            - Poissons.
            - Reptiles.
            - Oiseaux.
            - Monotrèmes.
            - Mammifères..
              - 1° Didelphes et Embryopares.
              - 2° Monodelphes et Fœtipares.
                - 1° Ongulogrades.
                - 2° Gravigrades.
                - 3° Célérigrades.
                - 4° Édentés.
                - 5° Carnassiers.
                - 6° Quadrumanes.
                - 7° Bimanes. — HOMME races.
                  - Éthiopienne.
                  - Américaine.
                  - Malaie.
                  - Mongole.
                  - Caucasique.

connaître bientôt les termes nouveaux que nous proposons aussi pour remplacer les dénominations anciennes.

Les corps organisés et vivants comprennent les végétaux et les animaux. C'est parmi ceux-ci et à leur tête que les naturalistes et les philosophes ont placé l'homme, objet spécial de nos études.

De bonnes notions sur tous les êtres naturels, sont indispensables au médecin qui exerce son art avec distinction.

L'homme reçoit en effet l'influence de tous les corps qui l'environnent, met à contribution les substances nécessaires pour ses besoins physiques et sociaux, cultive et protège les espèces végétales et animales qui lui sont utiles, éloigne et détruit tous les êtres qui lui sont nuisibles. Comme corps, il est soumis aux lois générales de la matière; comme corps organisé et vivant, il réagit contre ces mêmes lois et se dérobe plus ou moins à leur influence; enfin comme être intelligent, il est supérieur à tout ce qui est animé.

Un coup d'œil sur le tableau des corps naturels, suffit pour faire connaître la place que les naturalistes lui ont assignée.

Voyez le tableau ci-joint.

Quelque multipliés que soient les points de vue sous lesquels on doit étudier tous les corps en général, on peut toujours les ramener à deux principaux. Le premier a pour objet la *structure* des parties matérielles dont ils sont composés. Le second embrasse les *actions* qu'ils exercent les uns sur les autres.

Sous le nom de *structure* des corps, pris ici comme terme générique, nous comprenons 1° leur nature; 2° l'arrangement de leurs molécules primitives; 3° toutes leurs propriétés qui dérivent de l'étendue, savoir : la situation, le volume, les dimensions, les formes; 4° leur nombre.

En étudiant la nature d'un corps quelconque, on l'envisage d'abord dans son état d'intégrité et on apprécie ce qu'on nomme ses caractères physiques, c'est-à-dire, les qualités ou propriétés perçues au moyen des organes des sens. On l'examine ensuite dans l'état de décomposition et on détermine ses caractères chimiques.

Nous pensons qu'on pourrait donner par extension le nom de *texture* à l'arrangement des molécules primitives de tous les corps. Mais ce nom n'a été appliqué qu'aux corps organisés, et il a alors une valeur que nous nous sommes attachés à bien déterminer. Il faut, en étudiant l'arrangement des molécules primitives des corps, rechercher les formes anguleuses ou arrondies des parties atomiques, et la nature de la substance qui les réunit, lorsque ces molécules ont besoin d'un intermédiaire pour leur union.

Parmi les propriétés qui se déduisent de l'étendue des corps, la situation doit occuper le premier rang. Celle-ci se détermine en indiquant le lieu qu'ils occupent dans l'espace. Pour bien préciser celui-ci, il faut indiquer les limites du corps, et sa position par rapport à un ou plusieurs points pris dans l'espace. La situation des parties d'un corps exige pour être déterminée, qu'on conçoive dans le corps un point central, ou une série de points (axe), ou un certain nombre de plans qui le limitent à l'extérieur. Il est alors facile d'assigner la place des parties par rapport aux points indiqués. On apprécie leur situation relative, et l'on est ainsi conduit naturellement à déterminer leurs rapports de contiguité et ceux de continuité, c'est-à-dire leurs connexions; les parties voisines sont ainsi prises pour terme de comparaison.

Toutes les autres propriétés qui dérivent de l'étendue, telles que le volume, les dimensions, la forme, nécessitent aussi pour leur détermination, qu'on prenne des types ou points de départ qui sont fixes ou variables. Il faut aussi comparer le corps entier aux autres corps et toutes leurs parties entre elles sous le point de vue du volume, des dimensions, des formes : on constate ainsi de nouveaux rapports plus ou moins importants.

Quand l'unité est une fois connue dans les corps et dans leurs parties, il est facile d'en apprécier le nombre et de les comparer encore sous ce rapport.

Tous les caractères des corps qu'on comprend sous le nom collectif de *structure* sont donc, 1° absolus, 2° relatifs. Cette remarque est aussi applicable aux caractères des corps tirés de leurs actions.

L'*action* des corps, qui est toujours en raison de leur *structure*, peut se réduire, dans ceux qui sont les plus complexes et qu'on désigne sous le nom de corps organiques ou vivants, à quatre grands phénomènes qui sont : 1° la nutrition, 2° la protection, 3° la motion ou le mouvement, 4° l'incitation ou la sensibilité. Ces noms ne sont admissibles que dans le langage physiologique. Quatre sortes d'agents répondent à ces quatre grands résultats. Ce sont le *tissu muqueux*, le *scléreux*, le *sarceux*, le *nerveux*; (voyez le tableau des parties du corps humain, colonne des monohistes). Si le mécanisme de ces quatre modes d'action était connu, il est vraisemblable qu'on pourrait les faire dépendre des lois générales de la matière, et que les mêmes mots usités dans les sciences physiques pourraient encore servir à les exprimer dans les sciences physiologiques. Cependant, les modifications que les phénomènes de la matière éprouvent sous l'influence du principe et des conditions de la vie, justifieront long-temps la nature et la différence du langage physiologique, et surtout la conservation des noms consacrés par une longue habitude pour exprimer les phénomènes de la vie.

Les actions de tous les corps inorganiques peuvent être aussi ramenées à quatre principales, et sont plus ou moins comparables à celles que nous venons d'indiquer dans les corps vivants. La formation par *juxta-position* des molécules dans les corps privés de vie, correspond en effet au développement par génération, à l'accroissement, à la nutrition, à l'entretien par *intus-susception* des corps vivants.

Dans les uns et dans les autres, c'est la force de cohésion qui résiste aux chocs extérieurs; la *protection* en est le résultat.

Si le mouvement est spontané dans les corps organisés, il est toujours communiqué par des forces extérieures dans les corps inorganiques. Le mouvement, soit spontané, soit communiqué, paraît toujours dépendre en dernier résultat d'une même cause, l'action des agents incoercibles, au moyen de laquelle s'explique aussi l'attraction des masses et celle des molécules.

L'affinité chimique, cette tendance élective à l'union entre des molécules de nature différente, a été comparée à la sensibilité, au mouvement vital. Enfin les actions moléculaires dans les corps privés ou doués de la vie sont encore attribuées à l'action des agents incoercibles.

Après avoir étudié tous les corps en général sous les points de vüe de leur *structure* et de leurs *actions*, nous croyons aussi devoir les comparer sous le rapport de leur *existence* en général.

La durée des corps inorganiques ne peut guère être déterminée. Celle des corps vivants a des bornes assignées par la nature à chaque espèce. On conçoit facilement que tous les corps commencent au moment de l'agglomération de leurs molécules, et finissent lors de la dissémination de ces mêmes parties qui se répandent dans l'espace pour constituer de nouveaux corps. On conçoit encore qu'avant cette dissémination des parties, un corps quelconque peut éprouver des altérations successives et une série de modifications telles, qu'après avoir parcouru toutes les périodes de son existence, il doit enfin finir sous l'influence des causes extérieures.

Tous ces phénomènes sont observables et faciles à constater dans les corps vivants. L'existence de ceux-ci est désignée particulièrement sous le nom de *vie*. Leur commencement est appelé *formation du germe*, *conception*, *naissance;* leur fin reçoit le nom de *mort*. Leur reproduction exige souvent le concours de deux sexes. Leur existence entière se compose toujours dans les plus complexes d'un certain nombre de périodes qu'on nomme *âges;* dans le cours de ces diverses périodes, on observe un accroissement limité pour chaque espèce et une véritable détérioration des parties qui ne présentent plus les mêmes conditions pour la continuité de l'existence. Cette détérioration de l'organisme n'est point à la rigueur un décroissement progressif, en sens inverse de l'accroissement primitif. Elle est encore moins une rétrogradation totale vers les premières époques de l'existence. Elle consiste au contraire dans des phénomènes tout-à-fait opposés, et amène toujours inévitablement la mort.

Pendant la vie, les corps organisés se présentent sous deux états. Le premier qu'on nomme *santé*, *état hygide*, *état normal*, est caractérisé par l'exercice régulier des fonctions, ce qui coïncide avec l'absence des altérations organiques. Le second connu sous le nom de *maladie*, d'*état morbide*, d'*état anormal*, consiste dans le trouble de l'exercice des fonctions coïncidant avec des lésions dans la structure des organes, plus ou moins difficiles à constater.

Observe-t-on des phénomènes analogues dans les corps dits inorganiques? 1° Leur existence sous forme individuelle ne peut être admise; aussi n'a-t-on pu la désigner sous le nom de *vie*. 2° Leur mode d'origine, quoique ressemblant d'une manière très-éloignée au mode de formation des êtres vivants, a reçu le nom d'agrégation, correspondant à ceux de développement des germes. 3° On ne peut admettre ici des sexes. 4° Susceptibles d'un accroissement illimité et de détériorations manifestes plus ou moins lentes, n'ayant point une existence bornée, ils ne présentent point des périodes qui correspondent aux âges des corps vivants. L'absence des actions vitales, et l'état presque fixe de leur composition matérielle, font aussi qu'on n'admet point dans les corps inorganiques *un état hygide et un état morbide*. Ce qu'on nomme en général *détérioration* dans les corps inorganiques, ne doit point être comparé à ces phénomènes observables dans les corps vivants. On donne ce nom aux combinaisons nouvelles qui changent la combinaison du corps, et produisent en quelque manière un nouvel être. Enfin, l'existence individuelle et la vie des espèces ne pouvant être admises dans les

FORMULE POUR LA DÉMONSTRATION ANATOMIQUE ET PHYSIOLOGIQUE.

ÉTAT HYGIDE.

						Type.	Modifications du type suivant les																					
							Races.				Ages.						Série Animale.								Sexes.		Individ.	
											Vie intra-utérine.			Vie extra-utérine.			Invertébrés.				Vertébrés.							
						Homme adulte de la race caucasique.	Mongole.	Malaie.	Américaine.	Éthiopienne.	du Germe.	Embryonnaire.	Fœtale.	Enfance.	Puberté.	Vieillesse.	A. Amorphes.	A. Rayonnés.	A. Articulés.	A. Mollusques.	Poissons.	Reptiles.	Oiseaux.	Mammifères.	Féminin.	Neutre.	Tempéraments.	Idio syncrasie.
Caractères.	1° Anatomiques ou tirés de la structure.	1° Nature ou propriétés.	1° Physiques.	1°	Densité.																							
					Pesanteur.																							
					Température.																							
				2°	Saveurs.																							
				3°	Odeurs.																							
				4°	Couleur.																							
					Transparence.																							
					Translucidité.																							
				5°	Sonorité.																							
			2° Chimiques.	1°	Analyse.																							
		2° Texture.																										
		3° Étendue.	1° Situation.		Lieu.																							
					Direction.																							
					Limites.																							
					Connexions.																							
			2° Solidité.		Longueur.																							
					Largeur.																							
					Épaisseur.																							
					Volume.																							
			3° Forme.																									
		4° Nombre.																										
	2° Physiologiques ou tirés des actions.	1° Nutrition.																										
		2° Protection.																										
		3° Motion.																										
		4° Incitation.																										

corps inorganiques, on ne peut point dire que leur fin est analogue à la mort.

On pourrait pourtant soutenir en thèse générale, que des changements dans la composition chimique des corps sont le phénomène le plus général de la matière soit morte, soit vivante, et qu'ils résultent inévitablement des actions réciproques que les corps exercent les uns sur les autres.

Les principes que nous venons d'établir sur l'ordre à suivre dans l'étude de tous les corps, doivent trouver leur application à l'histoire des corps vivants, et par conséquent à celle de l'homme physique. C'est cette dernière qui doit fixer particulièrement notre attention. Pour les exposer d'une manière plus brève, et propre à faire saisir d'un seul coup d'œil l'ordre qu'il est important de suivre dans une étude aussi vaste, aussi compliquée, nous avons dressé un tableau qui présente dans la colonne verticale à gauche les différents caractères des corps; et qui, dans les bandes horizontales en regard des cases où sont tracés les caractères, montre la série des points de vue, sous lesquels on doit les étudier. Ce tableau est le sommaire de la méthode que nous suivons dans l'enseignement, et que nous désignons sous le nom de *formule pour la démonstration anatomique et physiologique*.

D'après ce que nous venons de dire sur la *structure*, les *actions* et l'*existence* des corps naturels, il est évident qu'on pourrait admettre deux classes de sciences, pour arriver à la connaissance générale des corps. L'étude qui embrasserait tous les corps de l'univers pourrait être désignée sous le nom de *somatospoudie* ou *somaspoudie* [1]. Le mot étude est en effet plus exact et mieux adapté à sa signification que celui de science.

On conçoit que la *structure* de tous les corps peut devenir l'objet d'une étude spéciale qui les embrassant tous déterminerait leurs différences et leurs analogies. Cette science recevrait le nom de *somataxie* c'est-à-dire étude de la structure des corps (de τάξις ordre, arrangement, structure), pris ici dans une acception plus étendue; le mot *étude* est sous-entendu. Enfin l'étude des phénomènes ou actions des corps pourrait être nommée *somatergie*, signifiant étude des actions du corps (de ἔργον ouvrage, d'où l'on a fait *urgie*, *ergie*,

---

1. De σῶμα *corpus*, σπουδὴ *studium*. Quoique ce dernier mot n'ait point été employé dans ce sens par les Grecs, nous croyons pouvoir le faire en le transportant dans notre langue, et lui imposer une acception pour laquelle il nous paraît réunir les conditions qu'on doit rechercher, c'est-à-dire, euphonie, clarté, brièveté, précision.

synonyme d'action) ; le mot étude est encore sous-entendu.

Malgré la difficulté qu'on éprouve à définir la vie, à tracer une ligne de démarcation exacte entre les corps qui en jouissent et ceux qui en sont privés, la distinction des corps, en vivants et en non vivants, doit être conservée dans l'état actuel des sciences naturelles. Nous proposons à ce sujet, pour les désigner en langue scientifique, les mots *biosomes* et *abiosomes*, [1] dont la signification est claire.

La science ou l'étude des corps vivants pourrait être nommée *biospoudie*. Ici le mot βίος signifierait l'ensemble des corps vivants. On donnerait le nom d'*abiospoudie* à l'étude des corps inorganiques ou privés de vie.

La science *abiospoudique* ou l'*abiospoudie* se divise naturellement en *abiotaxie* ou étude de la structure des corps non vivants, et *abionergie* ou étude des actions de ces mêmes corps.

La *biospoudie* comprend aussi la *biotaxie* et la *bionergie*, c'est-à-dire les sciences qui ont pour objet la structure et les actions des corps vivants.

Ces derniers ayant été distingués en végétaux et en animaux, l'étude des premiers ou la *phytospoudie* comprend également la *phytotaxie* et la *phytonergie*. Ces mots sont préférables par leur clarté et

1. De βίος vie, σῶμα corps, et de l'α privatif.

leur brièveté à ceux d'*anatomie* et de *physiologie végétales*, dont la signification étymologique est si vague et si éloignée de leur objet. La même remarque est applicable aux sciences qui traitent des animaux. Leur étude ou la *zoospoudie* se divise aussi naturellement en *zootaxie* et en *zoonergie*. Ces termes dont le sens clair et précis repousse tous les équivoques, remplaceraient avantageusement les dénominations, *anatomie animale*, et *physiologie animale*.

Arrivé enfin à l'étude de l'homme physique, nous disons que les mots *anthropospoudie, anthropotaxie*, *anthroponergie* nous paraissent aussi devoir être préférés à ceux d'*anthropologie*, d'*anthropotomie* ou anatomie humaine, et de physiologie de l'homme. Nous ne croyons pas avoir besoin de démontrer l'impropriété et le vague des mots *anatomie* et *physiologie* (anatomie de ἀνὰ *singulatim* et de τέμνω *seco*, physiologie de φύσις *natura*, λόγος *sermo*); si on les compare surtout aux nouveaux termes que nous proposons pour les remplacer. D'après les remarques que nous venons de faire, les tableaux synoptiques d'anatomie physiologique de l'homme, devraient porter le nom de tableaux synoptiques d'*anthropospoudie* ou tableaux synoptiques *anthropospoudiques*. Mais nous avons dû respecter l'ancien langage. Toute innovation trop brusque a des inconvénients et des dangers.

Les sciences qui traitent de l'homme moral, forment en commun la *psycologie*, l'*idéologie*, la *philosophie*, et sont presque entièrement étrangères à notre sujet.

Nous croyons avoir indiqué suffisamment la manière de ramener l'étude des corps en général à deux points de vue principaux. Ces aperçus, dont l'observation suffit pour constater la réalité, devraient être consacrés par des noms dont la signification étymologique pût présenter l'exactitude qu'exigent les progrès des langues scientifiques modernes; et il nous a fallu inévitablement recourir à des dénominations nouvelles. Nous venons de reconnaître le besoin d'un néologisme indispensable pour mieux indiquer l'objet des sciences naturelles; si ces premières déterminations ne sont point fausses, nous devons être entraînés à faire les mêmes recherches pour la nomenclature de toutes les parties du corps humain. Nous exposerons bientôt les motifs de ces recherches; mais avant de le faire nous croyons devoir tâcher de déterminer avec quelque exactitude ce qu'on doit entendre en anatomie sous le nom de parties.

Un corps, quelle que soit sa masse, son volume, sa nature simple ou complexe, est divisible en un nombre indéterminable de parties ou de portions. La divisibilité des corps par la pensée est infinie;

celle par les instruments les plus déliés a des bornes. Cette division n'exige aucun effort pour les gaz, les vapeurs, les liquides. Lorsque les corps sont solides elle prend les noms de *section*, de *clivage*, de *dissection*. Les divers procédés employés pour la division mécanique des corps, constituent plusieurs arts, au moyen desquels on peut étudier les parties cachées par celles qui forment leur surface. Dans les corps vivants, le nom de cet art (*dissection*, anatomie) a été donné à la science même de leur structure, aussi ne doit-on point être étonné de la divergence des opinions émises au sujet de la définition du mot anatomie.

La division mécanique des solides inorganiques n'est point arbitraire. Elle nécessite l'emploi de moyens propres à rompre leur cohésion, elle se fait suivant les règles indiquées dans la *crystallotomie* ou *clivage*.

La réduction des corps vivants en parties, est aussi soumise à des règles fixes. Tantôt les instruments de l'art sont nécessaires pour découvrir une partie, la séparer, l'isoler de celles avec lesquelles elle est continue. Quelquefois la continuité n'est que partielle, et il peut y avoir contiguité de surfaces plus ou moins étendues. Tantôt c'est à l'aide de procédés chimiques qu'on l'obtient. Tantôt cet isolement de parties ne peut être exécuté. L'œil seul armé du microscope peut distinguer les dernières divisions de la matière vivante. Ces derniers éléments organiques sont une substance semi-fluide, et des globules que les anciens n'ont pu connaître à cause de l'imperfection des sciences physiques dans les premiers temps de l'anatomie. La disposition des globules en série linéaire forme les fibres. Celles-ci constituent en s'agglomérant les lames et les faisceaux. Tantôt, enfin, il n'est pas nécessaire de recourir aux procédés de l'art pour isoler les diverses parties du corps humain qu'on veut connaître ; il suffit d'avoir constaté leurs différences et leurs analogies, pour se rappeler chaque partie séparément ou chaque groupe de parties, qu'on a dû former artificiellement, d'après différents points de vue ; et cette analyse mentale, qu'on nomme anatomie des systèmes, ou générale, est très-favorable à l'étude.

Dans les premiers temps de la science, les divisions établies entre les diverses parties de l'économie animale ont dû porter sur les caractères les plus saillants. En effet, on admit d'après leur *densité* des parties fluides et des solides. Celles-ci furent subdivisées en parties molles et en parties dures. Ces distinctions sont réellement inexactes et insuffisantes, ou du moins dans l'état actuel elles ne sont point au niveau des progrès de la science de l'organisation. On reconnut 1° que chaque partie du corps exerçait son *action* propre ou spéciale, dont elle était l'instrument. C'est de là qu'est venu le nom d'*organes;* 2° qu'un grand nombre d'organes concouraient tous pour le but d'une même fonction. Ces ensembles d'organes ont reçu dans ces derniers temps le nom d'appareils, expression qui est aussi employée dans les sciences mécaniques. On avait remarqué encore que parmi les solides, certaines parties à *texture* évidente étaient formées d'une seule et même fibre ou substance animale, tandis que d'autres admettaient dans leur composition diverses matières organiques et des fibres qui présentaient des différences bien prononcées. On avait désigné les premières sous le nom de *parties similaires*, et donné aux autres par opposition aux premières le nom de *parties dissimilaires*.

La *densité*, l'*action* et la *texture* sont donc les caractères qui ont servi de base à ces premières dénominations qu'on ne doit point regarder comme inutiles dans le langage anatomique. La division des parties d'après leur *densité*, me paraît moins importante; celle d'après l'*action*, est applicable à toute partie fluide ou solide, vivante ou non vivante, pourvu qu'elle fasse partie de l'organisme. La troisième distinction d'après la *texture* étant celle qui nous a paru être la plus valable en anatomie, nous l'avons conservée; mais en la modifiant, et en prenant la *texture* comme caractère négatif dans le premier cas, et positif dans le second.

Il est évident que, lorsqu'un tout se compose de parties hétérogènes, il serait très-avantageux de pouvoir établir les divisions, non d'après un seul caractère isolé, mais d'après l'ensemble de leurs propriétés. Mais une classification d'après ce second point de vue, ne peut être établie, puisque les propriétés de ces parties ne sont pas encore déterminées d'une manière exacte, et le seraient-elles, qu'il serait impossible d'exprimer en termes clairs et précis un grand nombre de caractères à la fois. Le seul parti à prendre est donc de rechercher les caractères les plus saillants dans l'organisation, les plus fixes, ou mieux, les moins variables de tous. Ces caractères étant une fois déterminés et leur valeur ayant été examinée avec le plus grand soin, on ne doit plus craindre de prendre alternativement l'un ou l'autre pour base des distinctions dont on ne peut se passer dans l'étude. L'analyse la plus sévère devra présider à ce genre de recherches; mais dans l'exposition successive des parties qu'on aura à étudier, la marche synthétique sera la plus brève, la plus favorable à l'enseignement; néanmoins il faudra savoir recourir avec art à la marche analytique surtout dans les points nouvellement connus de la science; enfin on devra savoir encore combiner à propos la synthèse et l'analyse, ces deux grands leviers de l'esprit humain, en prenant toujours pour base des démonstrations, la marche synthétique, comme la plus courte et la plus commode dans l'exposition des faits connus.

En indiquant les noms généraux donnés aux diverses parties de l'organisme animal, nous avons été conduits à établir les principes qui doivent nous guider dans la classification et la nomenclature que paraissent réclamer les progrès actuels de la science, sur lesquels nous devons jeter un coup d'œil général et rapide.

L'anatomie et la physiologie viennent de s'élever au premier rang parmi les sciences naturelles. Leur perfectionnement est généralement avoué : il rapproche chaque jour leur étude de celle des sciences exactes qu'elles mettent à contribution avec tant de succès. Ces deux sciences ayant été envisagées sous un grand nombre de points de vue, on en a admis un très-grand nombre d'espèces. L'anatomie a été dite *générale*, *spéciale*, *descriptive* ou *topographique*, *locale* ou *des régions*, *pittoresque*, *hygide*, *morbide*, ou *pathologique*, *physiologique*, *chirurgicale*, *médicale*, *zoologique* ou *comparée*, *philosophique* ou *transcendante*. On pourrait appliquer la plupart de ces dénominations à la physiologie;

mais toutes ces distinctions sont bien loin d'être valables; elles ne résisteraient pas à une critique impartiale. Parmi les diverses espèces d'anatomie que nous venons d'énumérer, celle dont l'étude est la plus importante pour le praticien est sans contredit l'anatomie physiologique. En effet, le rapport entre la structure et la fonction est trop intime pour qu'on puisse se résoudre à en isoler l'étude. Les grandes vues de Bordeu, de Haller, de Vicq-d'Azir, de Cuvier, de Chaussier, de Bichat, de Blainville, de Geoffroi Saint-Hilaire, de Meckel, etc., ne doivent point être abandonnées. Les moyens et le but doivent nécessairement frapper l'esprit philosophique et se rappeler réciproquement.

Cependant l'anatomie, malgré ses progrès étonnants, nécessite encore des recherches multipliées et très-laborieuses. Étudiée de nos jours sur un plan plus vaste, cette science renferme encore une foule de questions qui paraissent très-problématiques. Quoique la physiologie ne puisse en ce moment prétendre à marcher de pair avec l'anatomie, pour la certitude des faits, cependant les travaux, les expériences, les observations, poursuivies maintenant avec autant de persévérance que d'habileté, assurent chaque jour ses progrès; et l'étude des phénomènes de la vie fournit déja des résultats très-satisfaisants qui sont dus en grande partie au perfectionnement des sciences physiques et chimiques, quoi qu'en disent les vitalistes trop exclusifs. En effet, les données physiologiques tendent à devenir de plus en plus suffisamment approximatives pour correspondre et non équivaloir à la certitude des résultats des sciences exactes. La multiplicité des conditions dans lesquelles se passent les actions vitales, leur variabilité dans des limites qu'il est impossible d'assigner, sont des motifs qu'on ne saurait trop apprécier, lorsqu'on veut se rendre raison de la difficulté d'arriver en physiologie à des estimations et des calculs rigoureusement exacts. Cependant les progrès de la physiologie sont réels, et de plus assurés par la bonne direction des esprits à l'époque actuelle.

En anatomie, la structure de tout corps vivant, de tout appareil organique soit simple, soit complexe, est tellement supérieure à celle des instruments créés par le génie de l'homme, qu'il faut nécessairement admettre une intelligence suprême présidant aussi à la création de tout ce qui a vie. L'Éternel semble en effet s'être exercé dans la formation des corps organisés, à résoudre le problème de la structure la plus difficile à concevoir et à exécuter. On ne peut qu'admirer les combinaisons savantes d'un nombre variable d'organes construits avec une grande perfection relative, d'après les lois immuables des sciences physiques, chimiques et mécaniques à la recherche desquelles l'esprit humain s'évertue et s'attache avec tant d'obstination. Le Créateur semble enfin s'être complu à former un être qui, possédant dans de justes proportions tous ces avantages matériels, est en outre doué d'une intelligence qui le rend supérieur à tous les corps de la nature, intelligence à laquelle il doit d'être le plus perfectible, le seul capable de s'élever à la contemplation de l'univers, et d'avoir eu les idées de l'infini, du temps, de l'espace, de l'étendue.

En physiologie, l'action de tout corps vivant, de tout appareil organique mis en relation avec ses stimulus normaux, action qu'on désigne en général sous le nom impropre de mécanisme, a été regardée comme physique, chimique, mécanique, ou comme une combinaison de ces trois modes d'action, et lorsqu'on ne peut expliquer une fonction de l'une de ces trois manières, on se borne à dire que l'action est organique ou vitale, ce qui veut dire, inconnue; on masque alors la difficulté sans la résoudre. La vérité est que toutes les fonctions de la vie physique peuvent être rapprochées des phénomènes des corps non vivants. Mais toutes ces fonctions s'exerçant sous l'influence du principe de la vie se dérobent toutes à des explications exactes et rigoureuses; elles ne peuvent être soumises qu'au calcul des probabilités, quoiqu'elles soient susceptibles de démonstrations établies sur des données suffisamment approximatives pour correspondre, et non équivaloir à la certitude de celles des sciences exactes. Nous avons cru devoir insister sur cette proposition qui nous paraît vraie au moment actuel où la marche sévère suivie dans toutes les sciences d'observation, semble nous présager que les efforts de leurs investigateurs parviendront à établir leur édifice sur des bases immuables. Au reste, les génies les plus transcendants, tout en reconnaissant la complexité du problème de la vie, n'ont jamais eu la prétention d'arriver à une solution rigoureuse, et loin de jeter du ridicule sur des sciences que des esprits ordinaires ou prévenus nomment conjecturales, ils regardent leur étude comme indispensable au vrai philosophe, et des notions générales sur la vie, comme devant former le complément d'une instruction générale, c'est-à-dire, de celle qui embrasse toutes les connaissances humaines.

Si dans les siècles reculés on a conclu l'organisation du corps humain des recherches faites sur les animaux, on a ensuite trop négligé ces dernières pour ne s'occuper que de l'homme. Le moment où toutes les sciences doivent plus que jamais s'éclairer réciproquement, serait-il arrivé? Au lieu de les morceler, de les isoler, y a-t-il un avantage réel à réunir celles qui ont pour objet tous les corps de la nature? Il ne peut y avoir aucun doute à ce sujet. Parmi les sciences qu'on peut faire ainsi marcher de pair, l'anatomie et la physiologie sont celles dont la connexion est la plus intime.

Si la comparaison des corps organisés et de leurs parties fait reconnaître des identités, des similitudes, des analogies plus ou moins prochaines, des différences plus ou moins tranchées, on ne saurait dans l'état actuel de la science, examiner avec trop de sévérité ces grandes questions, avant de se prononcer pour ou contre la découverte des lois générales de l'organisation que des anatomistes célèbres s'empressent d'établir.

La connaissance des lois de l'économie animale ne saurait être indifférente au médecin, puisqu'elle est d'une application immédiate à l'organisme humain. Aussi devons-nous faire des vœux pour que les savants qui se sont engagés dans ces recherches philosophiques puissent imposer silence à l'intérêt de leur amour-propre, devant celui de la science, pour voir arriver l'époque où leurs efforts réunis et combinés parviendront à donner à la découverte des lois qui régissent les corps vivants, le caractère d'une vérité immuable et généralement avouée. Le génie des investigateurs placés dans des circonstances favorables pour résoudre ces grandes questions ne doit point cesser de tendre vers un but aussi important. Mais quelque heureux que soient leurs efforts, le problème de la vie n'en reste pas moins insoluble. Il sera toujours impossible à l'homme de préciser les conditions même les plus simples pour son développement, et sa réapparition après une suspension plus ou moins longue. De ce qu'on doit regarder comme impénétrable la nature des forces ou des agents impondérables qui paraissent présider aux phénomènes des corps inorganiques, et jouer aussi un très-grand rôle dans les actions vitales, faudrait-il conclure que les sciences physiques, chimiques et physiologiques doivent toujours rester dans l'enfance? Mais leurs progrès réels, depuis surtout qu'elles s'éclairent mutuellement, témoigneraient contre cette assertion. Prenant donc toujours pour guide l'observation exacte et sévère des faits, nous devons plutôt augurer des succès dans cette étude, malgré les difficultés sans nombre qu'elle présente.

Le désir d'être utile nous a déterminés à rassembler dans des cadres resserrés, les faits les plus saillants et regardés comme les plus positifs de l'anatomie et de la physiologie, et à les exposer suivant un ordre qui pût être le moins variable, et le plus favorable à une étude complète d'une question quelconque de ces deux sciences réunies. Pour obtenir ce résultat, nous verrons qu'il suffira de procéder d'après les principes que nous avons déja établis. Mais de grandes difficultés nous arrêteront, nous les trouverons dans le langage usité de nos jours.

Il suffit de remonter aux premières époques de la science pour reconnaître l'impossibilité d'avoir dans ces premiers temps un langage anatomique propre à exprimer les divers rapports des parties des corps organisés entre elles. En effet, les caractères classiques, génériques, spécifiques des parties fluides ou solides du corps humain, n'ont pu être saisis et déterminés que beaucoup plus tard; et la nécessité où l'on se trouvait d'imposer des noms à tous les organes ne permettait ni de prévoir ni de rechercher la valeur des dénominations que l'on adoptait. Mais maintenant que ces rapports, que ces caractères sont aperçus et signalés, il en résulte pour cette science ce qui a déja eu lieu pour diverses branches des connaissances humaines; et en effet le besoin de réformer l'ancien langage, s'est déjà fait sentir en botanique et en chimie. Des nomenclatures nouvelles devenues indispensables dans ces deux sciences ont dû être généralement adoptées et servir à accélérer non-seulement leurs progrès, mais encore à rendre leur étude plus simple et plus facile.

Nous sommes arrivés à une époque où le besoin de généraliser tous les faits de la science de l'organisme humain, de les comparer entre eux, et à tous ceux qui sont puisés dans l'étude du règne animal, se fait aussi sentir impérieusement, et a déja donné lieu à des ouvrages philosophiques très-remarquables; et ce moment nous paraît opportun pour recommencer les tentatives déja faites dans la vue d'établir une nomenclature anatomique, qui indique le véritable caractère de cette science, et puisse présenter sur l'ancienne des avantages si grands dans l'étude, qu'on soit forcé de les reconnaître. Les travaux qui ont été faits à ce sujet, n'ont eu pour objet jusqu'à présent que les diverses branches de l'anatomie spéciale. Quoique toutes les parties du corps humain aient été comparées entre elles, aucun auteur n'a cherché à fixer ces rapports, ces rapprochements par des noms nouveaux destinés à les grouper et à les différencier. C'est ce travail que nous avons osé entreprendre. Nous indiquerons notre point de départ dans nos recherches, et on pourra reconnaître comment nous avons pu nous diriger vers le but que nous nous sommes proposé, en nous engageant dans une voie non encore frayée qui nous a paru préférable à celle qu'on a suivie jusqu'à ce jour.

L'époque actuelle sera remarquable dans les annales des sciences et des lettres. La publication d'un grand nombre d'ouvrages où sont résumés les faits les plus vrais et les plus importants dont elles se composent, prouve la nécessité de coordonner toutes les connaissances acquises, afin de les lier entre elles et d'en former un ensemble dont chaque partie rappelle naturellement toutes celles avec lesquelles elle à des rapports plus ou moins immédiats. Les tableaux synoptiques présentent un avantage que sauront apprécier ceux qui sont convaincus de la rapidité du travail intellectuel, qui produit le besoin d'avoir sous les yeux, dans un cadre resserré, les idées fondamentales d'une science autour desquelles viennent se grouper dans un ordre déterminé les idées secondaires et toutes les conséquences qui découlent naturellement des principes dont la vérité est généralement reconnue et avouée.

MÉMOIRE EXPLICATIF

DU

TABLEAU SYNOPTIQUE

DE TOUTES

LES PARTIES DU CORPS HUMAIN.

De même que tout corps organisé, l'homme étudié sous le rapport anatomique et physiologique est un ensemble de parties dont la structure et les actions ont pour dernier résultat la conservation de l'individu pendant un temps limité, et celle de son espèce, à l'existence de laquelle on ne peut assigner de terme.

Les parties du corps humain ont été divisées en fluides et en solides, et celles-ci étaient distinguées en parties molles et en parties dures. Ces distinctions quoique bonnes en apparence, sont bien loin d'être exactes. En effet, la densité des corps résulte de leur combinaison avec des proportions variables de calorique qui les constituent à l'état de vapeurs, de liquides ou de solides, soit mous, soit durs. En anatomie cette propriété est un point de vue d'après lequel on est forcé de réunir des parties qui diffèrent esssentiellement entre elles, et d'en isoler d'autres qui ont des caractères communs faciles à reconnaître; c'est à tort, en effet, qu'on a rangé les dents et les poils parmi les solides organiques, tandis que, véritables excrétions de leurs organes, ils doivent figurer parmi les produits émanés du sang. Nous avons donc cru devoir substituer à la division des anciens celle en parties *anhistes* et en parties *histes*[1].

Les premières sont caractérisées par l'absence des conditions organiques que présentent les secondes. Celles-ci ont pour caractère d'être composées de globules ou molécules organiques, microscopiques, unis entre eux par une substance muqueuse qui tend naturellement, sous l'influence de la vie, à se condenser de plus en plus ou à se conserver à l'état semi-fluide.

On a donné le nom de texture simple à l'arrangement des globules qui sont ou disséminés dans la substance muqueuse, ou disposés en séries linéaires qu'on connaît sous le nom de fibres. Les parties ainsi formées sont appelées tissus simples ou *monohistes*,[2] par opposition aux parties dites

---

1. De ἱστὸς, *tela*, tissu, et de l'α privatif.
2. μόνος, un seul, ἱστὸς, tissu.

polyhistes[1] ou tissus complexes résultant de la combinaison des *monohistes* entre eux.

Dans le premier cas, c'est-à-dire lorsque les globules sont simplement disséminés dans le corps muqueux, la texture simple est dite irrégulière et non fibreuse. Dans le second, c'est-à-dire lorsque les globules sont réunis en séries linéaires, la texture est régulière et fibreuse. On doit donc admettre des *monohistes* fibreux et d'autres non fibreux. Les globules qu'apporte le mouvement assimilateur, séjournent pendant un certain temps dans le parenchyme des parties et sont ensuite éliminés par l'effort du mouvement désassimilateur. et Capport et ce départ des globules, la rénovation de la substance muqueuse elle-même, sont effectués par les vaisseaux très-déliés qui pénètrent entre les globules disséminés, ou entre leurs séries linéaires. Ainsi tout tissu simple doit présenter des globules unis par le corps muqueux et être pénétré par des vaisseaux qui lui portent les matériaux nécessaires à la nutrition. L'ensemble de ces conditions forme ce qu'on nomme la texture simple. Celle-ci fournit un caractère positif très-saillant dans toutes les parties où elle est évidente. Ce caractère est négatif dans ce qu'on nomme les *anhistes* qui comprennent le sang, les humeurs destinées à le renouveler, et tous les produits sans texture qui émanent du sang. Ce dernier et

1 De πολὺς plusieurs, ἱστὸ tissu.

quelques autres fluides vivants, présentent bien des globules ; mais ici ils nagent dans un fluide et sont entraînés par le mouvement circulatoire. Dans les produits émanés du sang, fluides ou solides, non-seulement on n'aperçoit plus de globules, mais encore on sait très-bien qu'ils ne sont point pénétrés par des vaisseaux qui arrivent, cependant, dans la cavité placée à la base de ceux qui sont solides, tels que les poils et les dents.

D'après cette première distinction que nous avons cru pouvoir établir entre les parties du corps humain, il est facile de reconnaître que la texture est un caractère important bien préférable à la densité. Nous rejetons donc la division des parties en fluides et en solides, en parties molles et en parties dures; et nous adoptons comme plus anatomique, plus exacte et plus conforme aux progrès de la science, celle en parties *anhistes* ou sans texture, et en parties *histes* dont la texture est évidente.

Les *anhistes* forment la première classe des parties du corps humain. Celle-ci renferme tous les fluides circulatoires, et les produits sans texture émanés du sang. Les *anhistes* nous ont paru mériter la priorité dans l'étude, d'après des motifs qui seront exposés plus bas. Ils se divisent en *hèmes* et en *exhèmes*.

Les *hèmes* [1] forment le premier ordre des *anhistes*. Sous ce nom, nous avons dû comprendre

1 De αἷμα sang.

tous les fluides circulatoires (sang, lymphe, chyle) qui se transforment les uns en les autres et qui ont une composition chimique presque identique. Les anciens avaient distingué tous les fluides contenus dans les vaisseaux, en sang et en humeurs destinées à le renouveler. Nous avons cru devoir abandonner cette distinction, parce qu'elle n'indique que la transformation de ces humeurs en sang, et qu'elle ne fait point pressentir que le sang à son tour se change lui-même en une partie de ces humeurs qui sont encore de nouveau employées à son renouvellement, et ainsi de suite.

Le sang rouge vermeil, le sang rouge brun, la lymphe, le chyle, forment un groupe très-naturel que nous désignons sous le nom d'*hèmes* ou sangs. Leurs caractères communs ou généraux sont : 1° d'être tous contenus dans des vaisseaux ; 2° d'y subir à la fois un mouvement progressif, et les élaborations d'où résultent leurs transformations 3° d'être la source de tous les produits versés aux surfaces de l'animal, et de tous les matériaux destinés à renouveler les tissus simples. Leurs caractères spéciaux devaient être tirés de la couleur. Nous croyons cependant qu'il est indispensable de ne point signaler les nuances, afin de pouvoir appliquer nos distinctions à toute la série animale : puisque la couleur d'une même espèce de sang varie pour la teinte dans les animaux vertébrés et dans les invertébrés.

Le sang blanc (chyle), le sang transparent (lymphe) sont désignés en commun sous le nom de *sang achrome* ou *achromème*, parce qu'ils ne réfléchissent aucune des sept couleurs primitives. La couleur nous fournit donc un caractère négatif.

Le sang rouge-vermeil (sang artériel), le sang rouge-brun (sang veineux) présentant l'un et l'autre une couleur bien prononcée, doivent pour cette raison être réunis sous le nom de *sang chrome* ou *chromème*. Ici la couleur est un caractère positif.

Le *sang achrome* ou *achromème* se distingue donc en blanc et en transparent. Le premier qu'on désigne sous le nom de chyle, étant le fluide venu du dehors et destiné principalement à renouveler le *sang chrome*, nous a paru mériter le nom de *premier sang achrome* ou *protachromème*. Le second qu'on nomme lymphe, et qui est plus ou moins analogue à la sérosité, provient du *sang chrome* et contient, dit-on, le résidu de la nutrition. Ce mode d'origine et sa transparence nous ont déterminé à lui donner la dénomination de *deuxième sang achrome* ou *deutachromème*.

Les deux sangs achromes sont toujours contenus dans des vaisseaux centripètes (chylifères et lymphatiques). Or, comme nous avons adopté le mot *angs* (de ἀγγεῖον vaisseau) pour désigner les vaisseaux en général, les veines ou vaisseaux centripètes sont pour nous des *kataangs* (de κατὰ ad, vers), et les artères ou vaisseaux centrifuges des *paraangs* (de παρὰ ab, au loin.). Les deux sangs achromes sont donc toujours *kataangiels*, c'est-à-dire veineux dans l'ancien langage comme l'indique le tableau.

Le *protachromème* (chyle) vient des surfaces de l'intestin grêle. Le *deutachromème* (lymphe) plus répandu tire son origine de presque toutes les parties du corps. Ces deux sangs *achromes* sont versés dans les veines sous-clavières et concourent à l'hématose. Ce dernier caractère leur est commun avec le sang noir, aussi les anciens avaient cru devoir les réunir pour former le groupe des humeurs destinées à renouveler le sang artériel.

Le *sang chrome* ou *chromème* se distingue en rouge-brun et en rouge-vermeil.

Nous avons donné le nom de *premier sang chrome* ou *protochromème* à celui dont la couleur rouge est plus obscure, et se rapproche plus ou moins du noir. C'est le sang qu'on nomme très-improprement veineux, puisqu'il circule 1° des vaisseaux capillaires de tout le corps aux capillaires du poumon en traversant successivement les veines générales ou aortiques, les cavités droites du cœur, et les artères pulmonaires chez l'individu qui respire, et 2° dans tous les vaisseaux sanguins, dans toutes les cavités du cœur avant la naissance; nous l'avons distingué en *kataangiel* et en *paraangiel*. Sa couleur est vraiment le rouge-brun dans l'homme. et non pas le noir, comme on le dit vulgairement.

Nous avons appelé *deuxième sang chrome* ou *deutochromème* celui dont la couleur rouge est vermeille, celui qui est éminemment coloré, qu'on regarde comme le type de tous les fluides vasculaires, vers lequel tendent et d'où sortent tous les autres, le chyle seul excepté. Sa couleur, résultat d'une forte oxigénation, est très-prononcée dans l'homme, dans les mammifères, dans les oiseaux; mais elle l'est moins dans les autres vertébrés; elle varie dans les classes inférieures. Sa désignation ancienne sous le nom de sang artériel est très-inexacte, puisqu'il circule à la fois dans les veines pulmonaires, le cœur gauche et les artères aortiques; il est aussi successivement *kataangiel* et *paraangiel*.

Les *hèmes* pourraient être distingués d'après un caractère moins saillant, mais plus fixe que la couleur. En effet, celle-ci n'existe point dans le sang examiné aux premières époques de l'existence du germe et dans les animaux les plus simples. Ce caractère est leur propriété nutritive en vertu de laquelle ils peuvent renouveler toutes les parties de l'organisme animal, dont ils sont la source en même temps qu'ils servent de véhicule à leurs molécules emportées par le mouvement désassimilateur. Cette propriété des hèmes qui dépend de leur nature plus ou moins complexe, de leur plasticité ou concrescibilité plus marquées dans le *deutochromème* que dans tous les autres, nous eût forcé de recourir à des radicaux qui auraient donné lieu à des mots trop longs et moins euphoniques que ceux que nous avons adoptés. D'ailleurs il eût été très difficile d'assigner d'une manière exacte les degrés de la propriété nutritive des diverses espèces de sang; et comme dans ce travail nous avons tâché autant que possible de ne pas trop nous éloigner des principes de l'ancienne nomenclature, nous pensons que, quand même celle que nous proposons devrait être rejetée, elle pourrait encore servir de bâse et favoriser les recherches de ceux qui plus heureux que nous, sauraient vaincre les difficultés qu'il nous a été souvent impossible de surmonter.

La couleur était donc jusqu'à ce jour le moyen de distinguer les diverses espèces de sang. Nous avons cru pouvoir établir nos divisions sur ce caractère. Les radicaux pris dans la langue grecque pour les désigner, nous ont fourni des termes composés d'un petit nombre de syllabes; ce qui nous a présenté un très-grand avantage. Les mots grecs αἶμα et χρῶμα sont très-employés dans les langues scientifiques. Il sera donc très-facile de reconnaître la correspondance de l'ancienne nomenclature avec celle que nous proposons. Il sera très-facile encore de prouver que la nomenclature nouvelle exprime réellement les opinions reçues, en termes plus exacts, plus précis et préférables aux périphrases qu'il faudrait employer pour les traduire, et fixe au moyen de mots dont la signification est facile à saisir, fixe, dis-je, les rapprochements et les isolements nouveaux que nous avons établis d'après des caractères reconnus valables.

Le *deutochromème*, ou sang artériel rouge-vermeil, arrivé dans les capillaires aortiques se transforme en sang rouge-brun, en lymphe et en un très grand nombre de produits que les anciens avaient réunis sous le nom d'humeurs émanées du sang, que le mot *exhèmes*[1] indique plus brièvement, plus correctement, puisque certains produits sont solides.

L'ordre suivi dans l'étude des hèmes permet de signaler le *deutochromème* ou sang rouge-vermeil, comme le sang le plus nutritif, comme l'aboutissant de toutes les autres espèces de sang, et la source d'où émanent à-la-fois le sang rouge-brun, la lymphe, (le chyle seul venant du dehors), et les *exhèmes*.

Nous avons ainsi établi d'après ces données physiologiques une transition qui nous paraît naturelle entre l'étude des *hèmes* et celle des *exhèmes* que nous allons aborder de suite.

Les *exhèmes* forment le deuxième ordre des *anhistes*. Nous comprenons sous cette dénomination nouvelle et très-brève, non-seulement toutes les humeurs émanées du sang, admises par les anciens et les modernes, mais encore d'autres produits solides qui sont le pigmentum, l'épiderme, les poils, les ongles et les dents. Tous ces produits rangés à tort parmi les solides organiques ne sont en effet qu'une excrétion de la peau et des follicules

---

1. Mot formé de ἐξ, signifiant *tiré de*, et de αἷμα sang.

ou *phanères* [1] *pileux* ou *dentaires*. Ainsi, que le produit d'une sécrétion soit gazeux, liquide, ou un solide, plus ou moins consistant, plus ou moins dur, la densité étant, comme nous l'avons déja dit, un caractère très-variable, nous avons cru devoir nous en tenir à celui de l'origine. D'après cette manière de voir, tous les produits sans texture qui émanent du sang ont dû venir se grouper naturellement pour rentrer dans le deuxième ordre des *anhistes* dit des *exhèmes*.

Les *exhèmes* sont très-nombreux. La nécessité de les étudier sous le rapport physiologique, but essentiel de nos recherches, nous a fait examiner avec soin leurs divers caractères pour en apprécier la valeur et pour arriver à des distinctions utiles.

Nous avons bientôt reconnu que la couleur, la densité, la composition chimique et toutes les propriétés physiques ne pouvaient nous fournir des bases sûres pour cet objet. Le lieu ou les parties de l'organisme à la surface ou dans l'intérieur desquelles sont versés ou déposés les *exhèmes*, nous ont paru plus propres à établir des dénominations qui se prêtent à des vues physiologiques. De même que nous avions distingué le sang en *kataangiel* et en *paraangiel*, selon qu'il est contenu dans les veines (*kataangs*) ou dans les artères (*paraangs*) de

1. Nom adopté par Blainville, pour désigner les organes sécréteurs des poils, des dents, etc.

même aussi nous avons cru pouvoir désigner les *exhèmes* sous les noms de *périériels* et de *monohistiels*. Les premiers tirent leur nom du *périère* ou enveloppe générale du corps, comprenant la peau externe et l'interne, à la surface duquel ils sont versés ou déposés. Les seconds ont été ainsi nommés, parce qu'ils sont exhalés aux surfaces ou dans l'intérieur des *monohistes*, ou tissus simples.

Les *exhèmes périériels* [1] sont donc tous les produits fluides ou solides, sécrétés aux surfaces de l'enveloppe générale du corps, pour y être éliminés ou pour y adhérer un temps plus ou moins long, et destinés à remplir des fonctions très-variées. Ils se subdivisent naturellement en ceux de la peau externe ou *exhèmes extériels*, et ceux de la peau interne ou *exhèmes entériels* [2]. Ces deux grands groupes d'exhèmes doivent être examinés comparativement. A ce sujet nous avons formé dans chacun d'eux quatre sections établies d'après les organes qui les sécrètent et dont on peut facilement déterminer les analogies et les différences. Ces rapprochements préparent les voies à l'étude des analogies et des différences dans les fonctions de la peau externe et de l'interne.

Chaque première section des *exhèmes extériels* et *des entériels*, renferme les humeurs sécrétées à la

---

1. De *périère*. Voyez le tableau, colonne des polyhistes.

2 De *extère* et de *entère*. Voyez le tableau, colonne des polyhistes.

surface de la peau externe et de l'interne, qui y forment en se mêlant aux débris de l'épiderme un enduit cutané distingué aussi en externe et en interne.

Ces fluides sont : *en dehors*. 1° La transpiration cutanée externe qui se présente à l'état de vapeur (transpiration insensible) ou de liquide (sueur), 2° l'humeur des cryptes sébacés; *en dedans*, 1° la transpiration cutanée interne qui se montre aussi sous forme de vapeur (exhalation ou transpiration pulmonaire) ou de liquides (suc œsophagien, gastrique, intestinal), 2° l'humeur des cryptes muqueux. Les auteurs font aussi mention de la perspiration vaporeuse ou liquide des muqueuses buccale, pharyngienne, rhinale, trachéale, urinaire et génitale, c'est-à-dire de toute l'étendue des muqueuses gastro-pulmonaire et génito-urinaire.

Les noms nouveaux adoptés pour signifier la transpiration cutanée externe et l'interne, l'humeur des cryptes sébacés et celle des cryptes muqueux devront avoir une même désinence qui leur sera commune avec celle des noms du plus grand nombre des *exhèmes*.

Les transpirations cutanées étant des produits qui rendent la peau humide, nous avons cru pouvoir leur donner le nom générique d'*hygréons*[1]. Ceux-ci se divisent en *hygrextéréons* et en *hygrentéréons*.

---

1. De ὑγρὸς humide.

Le premier est l'*hygréon*, ou la transpiration de la peau externe (*extère*). Le second est l'*hygréon* ou la transpiration de la peau interne (*entère*). Le réseau vasculaire de la peau est la source qui fournit l'*hygréon* et c'est le corps muqueux placé sous l'épiderme qui doit-être regardé comme l'organe de cette exhalation.

L'humeur des cryptes sébacés, celle des cryptes muqueux, n'ont point dans l'ancien langage d'expression générique propre à les rapprocher. Le nom générique à créer serait le mot *cryptéon*. Il faudrait l'adopter comme signifiant humeur des cryptes sans désignation de l'espèce. Un autre terme tel que *crypthydréon*[1] quoique plus exact serait trop long. On distinguerait deux espèces de *cryptéons*. La première qui est formée par les humeurs des cryptes de la peau externe prendrait le nom de *cryptextéréon*. La seconde ou l'humeur des cryptes de la peau interne recevrait celui de *cryptentéréon*.

Mais pour ne pas trop nous éloigner des noms reçus dans la langue médicale, nous avons adopté comme équivalents les mots *smegméon* (de σμῆγμα huile douce, humeur sébacée) et *muxéon* (de μύξα mucus. Les mots *cryptéons*, *cryptextéréons* et *cryptentéréons* nous paraitraient cependant préférables pour la méthode, en ce qu'ils indiquent l'organe

1. De κρύπτη crypte, ὕδωρ eau, humeur.

qui les fournit, d'où l'on peut facilement déduire la différence de leur nature.

La seconde section des *exhèmes extériels* et des *entériels* comprend les substances qui forment la couche colorante ou pigmentum de la peau et une couche cornée ou épiderme. Ces deux produits sont aussi distingués en externes (pigmentum, épiderme externe) et en internes (pigmentum et épiderme interne ou épithélium, épichorion). Le corps muqueux étant la couche organique la plus superficielle dans la peau interne et dans l'externe, nous avons cru devoir regarder comme ses produits, 1° le pigmentum déposé dans son épaisseur, 2° l'épiderme externe et l'interne qui ne sont autre chose que la couche la plus superficielle du corps muqueux, condensée par la pression, le frottement des corps extérieurs et peut-être aussi par l'action desséchante de l'air; en effet le corps muqueux n'a plus d'épiderme, ni d'épithélium dans les membranes muqueuses profondes qui ne sont en rapport ni avec l'air sec, ni avec d'autres corps durs, et au contraire cette couche de nature cornée est très-apparente dans les endroits exposés aux plus grands frottements.

Nous avons adopté le mot *chroméon* (de χρῶμα couleur) pour désigner le pigmentum en général, et nous l'avons divisé en *chromextereon* (pygmentum de la peau externe) et en *chromentereon* (pigmentum de la peau interne); ce dernier est souvent nul ou très-rare.

Nous avons donné à l'épiderme le nom de *mucéon* (de μύξα mucus). Nous devons établir ici une différence essentielle entre les mots *muxéon* et *mucéon*. Le premier est le mucus fourni par les cryptes muqueux, le second est la couche la plus extérieure du corps muqueux de la peau, condensée, devenue inorganique, et formant la couche cornée désignée jusqu'à ce jour sous les noms d'épiderme, d'épichorion, d'épithélium. Cette couche de nature cornée n'est en effet autre chose que du mucus concret. Le *mucéon*, indiquant, d'après son étymologie, l'origine muqueuse de l'épiderme et de l'épichorion, se subdivise aussi en *mucextéréon* (épiderme externe) et en *mucentéréon* (épiderme interne, épichorion, épithélium, ou mucus concret interne moins dense que l'externe, et se rapprochant de plus en plus de l'état muqueux). Dans ce dernier cas, c'est-à-dire à l'état muqueux, la couche la plus extérieure du corps muqueux ne devient point inorganique, et c'est elle qu'on regarde comme l'organe essentiel de l'absorption dans les membranes muqueuses ou peau interne, modifiée pour le but de la nutrition.

Les noms *mucextéréon* et *mucentéréon*, indiquent à la fois l'identité de nature de ces deux produits, et la différence de leur situation générale. C'est pourquoi ils nous ont paru préférables aux anciennes dénominations établies d'après leur situation relative à celle des autres couches de la peau. Nous avons placé dans le tableau le chroméon avant le mucéon. Ce dernier plus superficiel que le chroméon, se trouve ainsi rapproché dans le tableau, de deux exhèmes de même nature que lui, les poils et les ongles que nous avons rangés d'après Blainville parmi les produits propres aux phanères.

Ceux-ci sont tous réunis dans la 3e section. Ils sont de nature cornée ou calcaire ou variable. Les premiers comprennent les poils et les ongles; les seconds renferment les dents, et les troisièmes sont les humeurs plus ou moins denses de l'œil et de l'oreille, que nous regardons aussi d'après Blainville, comme des phanères modifiés pour la vision et l'audition; et cette analogie, quoique éloignée, nous paraît trop favorable à la méthode pour ne point l'admettre dans l'état actuel de la science.

Quoique le mucéon ou mucus devenu concret soit aussi la matière des poils et des ongles, nous avons adopté, pour ne pas trop nous éloigner des idées reçues, les mots *trichéon*[1] (de θρὶξ, τριχὸς poil), *onychéon* (de ὄνυξ ongle) pour indiquer ces produits de forme différente et de même nature.

Les trichéons ou poils se distinguent encore en *trichextéréons*[2] ou poils de la peau externe, et en

1. Prononcez *trikéon*, *onykéon*.

2. Pron. *trikextéréon*; *trikentéréon*.

trichentéréons ou poils de la peau interne. On peut établir les mêmes subdivisions à l'égard des onychéons ou ongles, et admettre des *onychextéréons*[1] ou ongles de l'extère, et des *onychentéréons* ou ongles de l'entère.

Ces distinctions que l'analogie porte à établir sont réelles. L'homme présente en effet à l'origine de la pituitaire ou peau interne rhinale, de véritables poils; et quelques carnassiers ont leur langue armée de productions cornées qu'on a comparées à des ongles.

Les produits des phanères calcaires ou dents, peuvent-être désignés par des noms analogues. En adoptant le mot *odontéon* pour signifier la substance des dents, nous avons établi les mêmes distinctions que ci-dessus. Nous avons en conséquence nommé *odontentéréons* ou *odontéons* internes, les dents de la peau interne qui seules existent chez l'homme. Quelques zootomistes ayant admis aussi des dents à la peau externe, celles-ci devraient être appelées *odontextéréons* ou *odontéons* externes.

Ces considérations sont purement anatomiques, car on ne peut s'empêcher de reconnaître l'identité de nature chimique de l'épiderme, des poils et des ongles. Les exhèmes *mucéon*, *trichéon*, *onychéon* existent également dans la peau externe et dans

---

1. Prononcez *onykextéréon*, *onykentéréon*.

l'interne et sont tous formés d'une même matière revêtant trois formes différentes. Nous ferons la même remarque au sujet de l'identité de la matière calcaire qui forme les dents qu'on observe soit à la peau interne, soit à l'externe.

Nous avons cru devoir ranger à la suite de la matière des poils, des ongles, et des dents, les exhèmes des phanères de la vision et de l'audition. Nous les avons classés dans l'ordre de leur densité. Ainsi dans l'œil comme dans l'oreille nous avons observé; 1° une humeur aqueuse; 2° une humeur dite vitrée dans l'œil, et gélatineuse dans la seconde; 3° une matière dense nommée *crystallin* dans l'œil et *substance amylacée*, *crétacée ou pierreuse* dans l'oreille. Cette dernière n'existant qu'en vestige dans l'homme est très-marquée dans les poissons. Nous avons choisi les termes grecs les plus courts, qui nous ont paru les plus propres à exprimer les idées reçues. Les mots *hydréon*, *hyaléon*, *stéréon* sont employés dans ce but. Ainsi nous admettons un hydréon de l'œil, et un de l'oreille, et de même un *hyaléon* et un *stéréon* dans chacun de ces organes, tout en reconnaissant la différence de leur nature, que nous n'eussions pu exprimer exactement par des mots, qui sans nuire à l'euphonie réunissent la clarté et la précision requises dans le langage technique des sciences.

Nous avons trouvé jusqu'à présent que les *exhèmes* de la 1re et de la 2e section, et trois produits de la 3e dans la peau externe avaient leurs analogues dans la peau interne. Nous devons faire remarquer dans cette même peau interne, l'absence complète des organes analogues à ceux de l'audition et de la vision siégeant à la peau externe. Aussi nous sommes-nous bornés à indiquer par des traits, dans le tableau, le lieu qu'auraient occupé les analogues des trois humeurs de l'œil et de l'oreille, s'ils eussent existé dans la peau interne.

Les fluides glandulaires qui forment la 4e section et désignés dans le tableau sous le nom de produit des *polycryptes* [1] ou glandes sont en très-grand nombre dans la peau interne. On n'en trouve qu'un seul dans la peau externe. Il faut en effet regarder la conjonctive comme une peau externe repliée, et non comme un intestin formé par la peau interne. La glande lacrimale doit alors être considérée comme versant sur la peau externe son fluide que nous avons nommé *dacryon* [2], et c'est le seul de la 4e section qu'on rencontre sur la partie externe de l'enveloppe générale du corps, ou *périère*. Nous ne trouvons point ici les analogues des produits glandulaires des voies alimentaires, urinaires et génitales que nous allons observer dans la peau interne. Les traits qui indiquent leur place sont les signes que nous avons employés pour marquer leur absence.

---

1. De πολὺς plusieurs, et de κρύπτη crypte.

2. De δάκρυ larme.

Dans la peau interne nous avons à constater aussi l'absence d'un exhème analogue aux larmes, puisqu'il n'y a point d'organes de vision. Mais nous remarquons les sept produits glandulaires dont les trois premiers sont groupés et réunis comme servant à la digestion. Le second, ou le fluide de la dépuration urinaire, est distinct du précédent et des trois suivants qui sont de même rapprochés, parce qu'ils sont tous employés pour la génération.

Les noms de ces *exhèmes entériels* que nous avons substitués aux anciens termes, sont plus brefs et ont une même désinence que ceux adoptés précédemment. Les mots *sialéon*, *pancréon*, *choléon*, *uréon*, *sperméon*, *oon* et *galéon* [1], ont remplacé les anciennes dénominations (salive, suc pancréatique, bile, urine, sperme, œuf ou germe, et lait).

Les *exhèmes monohistiels* forment un groupe de produits émanés du sang, qui sont versés aux surfaces ou dans l'intérieur des monohistes. Ils ont été aussi divisés en deux sections. La première renferme ceux qui, exhalés dans le tissu muqueux, y remplissent des fonctions mécaniques, et rentrent ensuite dans le sang pour servir à l'assimilation. Ces *exhèmes* sont au nombre de trois, et connus

---

1. De σίαλον salive, χολή bile, οὖρον urine, σπέρμα sperme, ὠὸν œuf, γάλα lait.

Pancréon, de πάγκρεας, est employé comme signifiant fluide pancréatique.

4.

dans le langage usuel sous les noms de *sérosité*, *synovie* et *graisse*. Pour leur donner les noms dont la terminaison fût semblable à celle des divers *exhèmes* que nous venons d'énumérer, nous avons adopté les mots nouveaux *orron*, *synoon* et *stéaréon*[1]. Les deux premiers sont purement grecs, et nous proposons de les transporter dans le langage anatomique sans y rien changer. Nous avons formé le 3e en ajoutant à la racine, la terminaison que nous avons choisie pour tous les *exhèmes* indiqués jusqu'à présent, et cette terminaison nous était imposée par les mots *oon*, *orron* et *synoon* que nous n'avons pu changer en les introduisant dans notre langue.

La seconde section des *exhèmes monohistiels* comprend les matières nutritives des tissus simples pour lesquelles nous avons proposé un nom générique, celui d'*histogènes*[2], qui exprime exactement cette propriété caractéristique. Ces substances, dont la chimie animale a en partie signalé la présence dans le sang, sont désignées dans cette science sous des noms très-inexacts; tels que gélatine, albumine, fibrine, cérébrine, auxquels nous proposons d'en substituer d'autres qui indiquent leur propriété d'engendrer telle ou telle autre espèce de tissu. Les termes *mucogène*, *sclérogène*, *sarcogène*

---

1. De ὀῤῥὸς sérosité, σὺν ᾠὸν synovie, στέαρ graisse.

1. De ἱστὸς, *tela*, tissu, et de γείνομαι j'engendre.

et *neurogène*, ont une uniformité de composition qui indique leur caractère commun de former les tissus, et chaque premier radical employé pour désigner l'espèce du tissu, la différencie et les caractérise de manière à prévenir et à éviter toute équivoque, ce qui n'a point lieu dans le langage chimique. Nous avons prévenu au reste que notre intention est de faire servir ces termes nouveaux à signifier les produits de la vie, tels qu'elle les crée, quelle que soit leur nature chimique qu'il serait très-difficile de déterminer, et non les produits que les procédés de cette science ont dû altérer probablement.

Il ne sera pas inutile de faire remarquer que la désinence des termes choisis pour dénommer les quatre *exhèmes* nutritifs des *monohistes*, n'est plus la même que nous avions suivie jusqu'à présent pour les *exhèmes périériels* et pour ceux de la première section des *monohistiels*. La raison de cette différence est que les *exhèmes histogènes* vont passer à l'état de solides ou tissus vivants, et vont former les monohistes, à l'étude desquels nous devons passer immédiatement.

L'ordre suivi dans le tableau marque la transition naturelle de l'étude d'une partie à celle d'une autre. Ce but que nous nous sommes proposé, nous paraît très-utile, surtout quand il faut se rappeler les faits sans les confondre, apercevoir d'un coup d'œil leurs véritables rapports, et bien indiquer leur liaison naturelle. Tels sont les motifs qui ont déterminé notre nouvelle nomenclature, et la distribution de ces termes techniques dans le tableau synoptique.

Les *histes* forment la seconde classe des parties du corps humain. Ils se divisent en deux ordres. Le premier comprend les *monohistes*, et le second les *polyhistes*.

L'étude des *monohistes* doit donc suivre immédiatement celle des *exhèmes monohistiels* de la seconde section. Ici, comme précédemment, nous n'aurons qu'à nous occuper de la nomenclature et de la classification. Dans l'intention de simplifier l'une et l'autre, et nous étayant de l'opinion de Haller et de celle de Chaussier sur les éléments organiques, opinions que nous avons dû rapprocher et combiner, nous avons admis quatre tissus primitifs qu'on peut rigoureusement réduire à trois qui sont d'après Haller, le tissu cellulaire ou muqueux, le musculaire et le nerveux. Ces quatre éléments ou solides organiques primordiaux doivent être désignés dans l'état actuel de la science sous le nom de tissus simples par opposition aux tissus complexes qui résultent de leur combinaison. Les termes *monohistes* et *polyhistes* qui leur correspondent, sont équivalents, plus euphoniques, et ont une origine grecque tout comme les noms des parties *anhistes* que nous venons d'étudier. Ici la désinence des termes doit changer encore. Nous aurons à conserver des noms anciens auxquels nous avons reconnu une grande valeur. Nous en créerons deux nouveaux, et il nous suffira d'ajouter aux dénominations anciennes et aux nouvelles, les modificatifs déja reçus dans le langage chimique pour pouvoir exprimer les divers genres de tissus vivants admis de nos jours. Nous opposerons toujours les termes nouveaux aux anciens, afin de constater le vague, l'inexactitude de ceux-ci, et de faire ressortir la précision et la clarté que promettent les noms de la nouvelle nomenclature histologique.

Nous avons déja dit que les anciens anatomistes avaient distingué les solides organiques en parties similaires et en dissimilaires, et qu'ils attachaient à ces expressions le même sens que nous avons donné aux mots *tissus simples* et *tissus complexes*. Les histologistes et tous les auteurs qui ont écrit sur l'anatomie générale, ont proposé plusieurs classifications des tissus. Le nombre de ces derniers a été diversement estimé, il a été réduit par nous à quatre, qui correspondent aux fibres animales admises par Chaussier, et aux éléments organiques de Haller.

Chacun de ces quatre tissus, qui entrent dans la composition des organes, se présente sous trois modifications principales. Nous avons indiqué ces dernières par des noms propres à marquer la gradation des unes aux autres, et les transitions normales qui doivent fixer l'attention des observateurs, et qui nous paraissent demander des recherches spéciales.

Quant aux modifications secondaires des tissus simples qui constituent leurs transitions plus ou moins sensibles, on sent que le langage scientifique le plus riche et le plus précis en même temps, ne pourrait les indiquer. Il faudra donc se résoudre à observer, à marquer ces nuances, ces gradations de texture, et renoncer à les exprimer par des mots qui ne peuvent peindre qu'à grands traits et toujours incomplètement les variétés infinies de la nature organique. Heureux! si nous pouvons parvenir à ajouter quelques faits, et à les présenter de manière à confirmer la découverte des lois générales qu'elle paraît suivre avec une grande constance, et dont elle ne s'écarte que dans quelques cas rares.

Nous avons abandonné les mots *éléments organiques* et *fibres* employés par Haller et Chaussier, et nous leur préférons le terme *tissu* adopté généralement.

Les quatre tissus admis d'après les deux grands physiologistes auxquels nous avons emprunté la fertile idée des *monohistes*, bâse de notre classification, sont dans l'ancien langage, le *cellulaire* ou *muqueux*, l'*albuginé*, le *musculaire* et le *nerveux*. Nous avons rejeté les mots *cellulaire*, *albuginé* et *musculaire*. Le premier servirait à consacrer une erreur, puisque la cellulosité n'existe qu'accidentellement dans ce tissu. Le second n'est point exact puisque la couleur est un caractère très-variable. Le troisième enfin, quoique consacré par un long usage, ne nous a point paru mériter d'être conservé à cause de la différence de sa terminaison d'avec celle des autres termes conservés ou créés par nous.

Nous avons rendu au tissu cellulaire, sa dénomination ancienne plus exacte de tissu muqueux (de μύξα mucus) fondé sur sa consistance intermédiaire entre le liquide et le solide vivant. Ce mot heureux adopté par Bordeu, indique mieux sa nature, et mérite en effet la préférence. Nous ferons la même remarque sur les parties formées par la fibre la plus sensible, et nous pensons que le nom de tissu nerveux (de νεῦρον nerf) doit aussi être conservé, et qu'on chercherait envain dans le grec un terme préférable. Mais nous avons dû abandonner les mots *fibre albuginée*, dont nous avons critiqué le sens. Pour désigner tous les tissus formés par cette fibre qui sont tous remarquables par leur densité, nous proposons le nom nouveau *tissu scléreux* (de σκληρὸς, dense, dur, d'où dérive aussi le nom ancien sclérotique). Ce mot présente le même nombre de syllabes et la même désinence que les deux termes anciens que nous avons conservés, c'est-à-dire les mots *tissu muqueux*, *tissu nerveux*, dont la valeur est fixée depuis long-temps. Enfin, il nous a fallu rejeter le mot *musculaire* et recourir pour le remplacer à un terme nouveau qui pût réunir les mêmes avantages, les mêmes conditions que les trois précédents. A cet effet nous avons créé le mot *sarceux* (de σὰρξ, chair) et nous avons pu compléter la série des termes anciens ou nouveaux qui dans l'ordre tracé sur le tableau des monohistes, sont disposés d'après leurs affinités réciproques; ce qui nous a donné les tissus 1° *muqueux*, 2° *scléreux*,

3° *sarceux*, 4° *nerveux*, correspondant aux quatre fibres animales de Chaussier, c'est-à-dire, la *cellulaire*, l'*albuginée*, la *musculaire* et la *nerveuse*, dont la désinence n'est point uniforme, inconvénient majeur pour la mnémonique dans l'étude des sciences.

D'après ce que nous avons dit en traitant des *anhistes*, il est évident qu'on ne doit point faire figurer parmi les tissus vivants, les faux tissus, l'épidermique, le corné ou pileux, et nous verrons en étudiant les polyhistes, que les tissus dits *parenchymateux*, *glanduleux*, *érectiles*, ne sont point des tissus simples. Il en sera de même des tissus ou membranes cutanées dites *dermoïdes*, *muqueuses*, etc. Cette explication doit suffire pour le moment. Il nous importe maintenant de fixer les modifications principales des quatre tissus simples ou *monohistes*.

L'espèce de tissu muqueux qui se présente la première aux yeux de l'observateur avec tous les caractères de l'élément organique fondamental, est le *tissu intermédiaire aux organes*, celui qui en remplit les intervalles et qui a été le premier tissu cellulaire connu. Il présente une consistance moyenne. Nous le regardons comme notre point de départ dans la détermination des modifications du tissu muqueux, et nous lui donnons à cet effet, le nom de *tissu protomuqueux*.

La seconde modification du tissu muqueux caractérisée par une consistance moindre que celle du précédent, nous a fait admettre un *tissu hypomuqueux.* C'est le nom que nous avons cru devoir donner au tissu-cellulaire parenchymal ou organique, unissant entre elles les molécules primitives des *monohistes*, c'est-à-dire, les parties les plus tenues de nos organes fibreux.

La troisième modification du même tissu consiste dans une densité croissante qui est très-marquée dans le tissu cellulaire *méningoïde* ou membraneux. D'après ce caractère très-saillant, nous l'avons désigné sous le nom de *tissu scléro-muqueux*, qui comprend la tunique interne des vaisseaux, les membranes séreuses, et les synoviales. Comme ces trois modifications du tissu muqueux sont rangées dans le tableau, suivant l'ordre de leur densité, la seconde est placée avant celle que nous avons prise pour type, et la troisième suit immédiatement celle-ci. Nous en userons de même à l'égard de celles des tissus qui nous restent à examiner.

Les histologistes ont jusqu'à ce jour regardé comme trois tissus différents et bien distincts ceux qui sont connus sous les noms de tissu *fibreux* ou *ligamenteux*, *cartilagineux*, *osseux*. Haller et Chaussier nous paraissent avoir pressenti leur identité en les regardant tous comme formés par la fibre cellulaire et l'albuginée. Cette vérité vaguement énoncée nous paraît susceptible d'une démonstration que réclame l'état actuel de la science; et ici les faits se présentent en foule pour établir l'identité de ces trois tissus, identité que nous croyons devoir admettre malgré les légères différences que les chimistes ont reconnu dans leur nature chimique.

L'état cartilagineux normal d'un organe qui tend plus ou moins rapidement à devenir très-dur, est pour nous le premier degré de la dureté qu'on observe dans les tissus vivants. Nous désignons cette première modification du *tissu scléreux* prise comme notre point de départ dans la détermination de la sclérosité. Nous la désignons, dis-je, sous le nom de tissu *proto-scléreux* correspondant au cartilage.

Nous observons de même ici une espèce de *tissu scléreux* inférieure en densité à la précédente. Nous lui donnons le nom de tissu *hypo-scléreux* correspondant dans l'ancienne nomenclature aux tissus *fibreux*, *ligamenteux*, *desmeux*, *aponévrotique*. Le fibro-cartilage n'est qu'une nuance intermédiaire entre la première et la seconde modification du tissu seléreux.

Enfin le troisième état sous lequel se présente ce *monohiste* est caractérisé par une densité supérieure à celle du cartilage. Cette modification du tissu dense reçoit le nom de tissu *deuto-scléreux* correspondant à l'os ou tissu osseux.

Un même organe scléreux parcourant les phases de la vie dans l'état hygide ou morbide se présente successivement dans ces trois états, de la sclérosité ou texture scléreuse. Enfin dans les différents points de l'organisme, une portion de tissu muqueux venant à se condenser, passe souvent à l'état fibreux et peut parcourir ensuite les autres degrés de la sclérosité : ce qui justifie les grandes vues de Haller sur l'organisation. On peut donc réduire à trois les éléments organiques dont le primitif ou fondamental forme à lui seul les monohistes *muqueux* et *scléreux* que nous avons dû rapprocher dans le tableau, en ayant soin de ranger leurs modifications principales dans l'ordre de l'accroissement progressif de leur densité, et de les indiquer par les termes nouveaux que nous avons créés en ajoutant aux noms des *monohistes*, des noms propres à exprimer les gradations que nous devions signaler.

Les deux tissus suivants diffèrent beaucoup des précédents et entre eux sous le rapport de la nature de leur fibre.

Le *sarceux* ou musculaire n'a présenté jusqu'à ce jour au plus grand nombre d'histologistes, que deux modifications principales. Il en est une cependant que les uns regardent trop exclusivement comme musculaire et qui suivant les autres est formée d'une fibre particulière, spéciale, dont la nature chimique est encore inconnue à cause de sa grande résistance aux plus puissants réactifs. C'est celle qu'on nomme tissu jaune, fibreux élastique. On verra quelle place nous avons cru devoir lui assigner parmi les *monohistes*, d'après ses affinités avec les autres tissus, affinités qui ont été assez bien déterminées pour qu'il soit possible de les indiquer d'une manière suffisamment exacte dans l'état actuel de la science.

Procédant comme ci-dessus, nous avons regardé le tissu des muscles dits involontaires ou de la vie organique, comme le premier degré de la sarcosité, ou muscularité non douteuse et bien évidente. Nous avons adopté dans ce sens l'adjectif *proto-sarceux* pour le désigner. Il nous a fallu d'après les principes que nous avons suivis jusqu'à présent, nommer le tissu des muscles volontaires ou de la vie animale, *tissu deuto-sarceux*.

Quoique des faits nombreux puisés dans l'anatomie physiologique de l'homme et des animaux, nous forcent d'admettre qu'un tissu évidemment musculaire soit susceptible de se convertir en tissu élastique et vice-versâ, ce que nous pourrons démontrer dans les mémoires suivants, nous ne voulons point anticiper ici sur des détails qui trouveront naturellement leur place ailleurs; et nous nous bornerons à dire qu'au lieu de nommer le tissu élastique *hypo-sarceux*, nous préférons l'épithète de *scléro-sarceux* : elle indique une nature qui participe à la fois du ligament et du muscle, c'est-à-dire du tissu *scléreux* et du *sarceux*.

Les modifications du tissu nerveux admises par tous les anatomistes, sont au nombre de deux seulement qui forment le *tissu nerveux de la vie organique* et celui de *la vie animale*. Les noms nouveaux que nous avons substitués à ceux que l'on a adoptés jusqu'à ce jour sont conformes aux précédents; ces tissus sont dits *proto-nerveux* et *deuto-nerveux*. Mais il est encore une modification admise par M. Dutrochet, c'est celle que nous avons cru devoir indiquer dans le tableau, pour marquer la fusion du tissu nerveux dans le tissu muqueux. On pourrait l'admettre dans l'homme et tous les animaux pourvus d'un système excitateur, à fortiori que dans les animaux et les plantes, où l'on a cru en apercevoir les premiers rudiments. Mais ce ne serait là qu'une véritable fusion, qu'une disparition ou si l'on veut une transition de tissu, ou mieux encore une combinaison de molécules nerveuses avec celles du tissu muqueux ou fondamental.

Les annotations que nous avons mises dans le tableau des *monohistes* à côté de chaque tissu et de chaque modification principale de tissu, nous dispensent d'insister plus long-temps sur les explications relatives à la nomenclature des *monohistes* ou tissus simples, qui, d'après l'exposé que nous venons d'en faire, comprennent quatre tissus primitifs et douze tissus secondaires ou modifications principales.

Nous avons déja dit que les anatomistes avaient désigné sous le nom de parties *dissimilaires*, celles qui résultaient de la combinaison des parties similaires entr'elles, et qui par conséquent étaient composées de plusieurs tissus de nature différente. Ce sont celles auxquelles nous avons donné le nom de *Polyhistes*, dont la signification ne nous paraît point vague, et indique bien mieux son objet.

La combinaison des tissus simples ou *monohistes*, et de leurs principales modifications, pouvant être binaire, ternaire, quaternaire, etc., nous crûmes d'abord que nous aurions à distinguer les *polyhistes* entr'eux, sous le rapport du nombre des tissus entrant dans leur composition, et que les uns seraient *dihistes*, *trihistes*, *tétrahistes*, etc. Mais nous reconnûmes bientôt qu'il ne suffisait pas d'indiquer le nombre des tissus, et qu'il était indispensable d'établir les dénominations d'après leur nature. Cette nomenclature, qui se serait rapprochée de celle qui est usitée en chimie, devait présenter de grands avantages. Mais les termes nouveaux qu'il nous fallut créer en réunissant les radicaux que nous avions adoptés, formaient des mots composés tellement longs, tellement cacophoniques, que nous dûmes les abandonner pour rechercher un caractère plus valable et plus fixe, qui se prêtât à fournir des noms à la fois courts et très significatifs.

En méditant sur la valeur des divers caractères anatomiques, nous reconnûmes que la situation des organes ou *polyhistes* était le moins variable de tous, et qu'elle avait dû nécessairement servir de base aux anciens anatomistes pour créer des noms qui avaient dû rester dans la langue médicale, et en effet, le mot *enterite* signifie clairement et sans équivoque *inflammation de l'entère ou intestin*; nous crumes pouvoir adopter provisoirement le mot *entère*, pour signifier toute partie formée par la peau interne, et non pas simplement et exclusivement le tube digestif.

Nous devons faire remarquer que la nécessité de faire connaître comment nous avons été amenés à trouver les noms nouveaux des polyhistes, nous oblige à nous éloigner de l'ordre indiqué dans le tableau, auquel il faut cependant se conformer dans l'étude d'après des motifs que nous exposerons plus bas.

Le mot *entère* signifiant donc pour nous un intestin quelconque, c'est-à-dire, une portion quelconque de la peau interne, ou toute la peau interne même; pour obtenir les noms des divers appareils organiques formés par les diverses portions de celle-ci, nous n'eûmes qu'à ajouter les noms des corps en relation normale avec les divers intestins ou membranes muqueuses qu'on observe dans les animaux supérieurs, et c'est ainsi que nous fûmes naturellement conduit à créer les mots *aérentère* (intestin pour l'air, ou voies aériennes) *bromentère* (intestin pour l'aliment, ou voies alimentaires) *urentère* (intestin pour l'urine, ou voies urinaires); *pédentère* (intestin pour l'enfant, ou voies génitales) subdivisible en *spermentère* (intestin pour le sperme, ou voies spermatiques), *oonentère* (intestin pour l'œuf, ou voies ooniques) et *galentère* (intestin pour le lait, ou voies lactaires). Ces quatre *entères* correspondent aux muqueuses de Bichat. Les deux premiers (*aérentère* et *bromentère*) forment celle dite *muqueuse gastro-pulmonaire*; les deux derniers (*urentère* et *pédentère*) la *muqueuse génito-urinaire*. La première servant à l'assimilation forme l'*intestin supérieur*, c'est-à-dire, ouvert en haut chez l'homme et les singes, et en avant dans les animaux à station horizontale. Nous l'avons nommé *épentère* (de ἐπὶ sur, en haut), dans le premier cas, et *proentère* (de πρὸ en avant) dans le second. La seconde, c'est-à-dire, la muqueuse génito-urinaire servant à la désassimilation, formant l'intestin inférieur, c'est-à-dire, ouvert en bas, au dessous ou en arrière, a reçu les noms d'*hypentère* (de ὑπὸ sous, en bas) ou de *métentère* (de μετὰ après, en arrière). Le premier nom est applicable à l'homme, le second aux animaux à station horizontale.

Mais, avant d'aller plus loin et de poursuivre nos recherches dans la direction que nous venons de prendre, nous devons faire remarquer que la base que nous avons choisie pour dénommer les *polyhistes*, ne se prête guère à des noms particuliers d'organes, qu'elle sert au contraire à les grouper, et que ces groupes naturels forment les appareils organiques admis depuis les premiers temps de la science, si la situation nous promet d'avance de bonnes dénominations anatomiques pour les appareils ou ensembles des parties *polyhistes* servant à un but commun, de même aussi les noms des corps en relation normale avec ces divers appareils joints aux dénominations anatomiques, marquent le point de vue physiologique sous lequel on doit étudier les parties, et font prévoir les modifications de la structure primordiale. Nous n'aurons plus qu'à suivre la même marche pour classer les autres appareils organiques, et leur imposer des noms nouveaux préférables aux anciens.

Puisque nous avons pu nous servir du mot *entère* pour signifier la peau interne, nous pourrons employer le terme *extère* pour désigner la peau externe. Sous le nom de peau, ou tégument externe, nous comprenons non-seulement ce que les anatomistes anciens et les modernes entendent par peau, c'est-à-dire, une membrane composée 1° de muscles dits peauciers, 2° d'un derme, 3° d'un réseau vasculaire, 4° d'un corps papillaire, 5° d'un corps muqueux renfermant le pigmentum, recouvert par l'épiderme, 6° de cryptes sébacés, de poils et d'ongles; mais encore nous croyons devoir y rapporter la couche subjacente composée de muscles détachés, et d'os sur lesquels ceux-ci sont implantés. Cette détermination nouvelle, qu'on doit à Blainville, nous paraît très-exacte, puisque, quelle que soit la profondeur des couches d'une peau ainsi conçue, et parvenue à son *summum* de développement, son action se rapporte le plus souvent aux surfaces externes de l'animal, et s'exerce sur les corps extérieurs.

D'après les principes que nous avons adoptés pour la classification et la nomenclature des *polyhistes*, nous devons donner le nom de *somextère* à la couche superficielle de la peau externe, qui répond à la peau ou tégument externe des anthropotomistes. Elle mérite ce nom composé de σῶμα corps et d'*extère* ou peau externe. En effet, celle-ci forme en général l'appareil en relation normale avec un très-grand nombre de corps extérieurs, et cet appareil comprend à la fois celui du tact général ou passif, celui du tact spécial ou actif, et ceux de la vision et de l'audition qui complètent le nombre des sens siégeants à la peau externe, lesquels doivent, dans l'ordre anatomique, être étudiés séparément des sens du goût et de l'odorat qui appartiennent évidemment à la peau interne.

La couche profonde de la peau externe, composée de muscles détachés, et des os du squelette, doit, d'après les mêmes raisons, être désignée sous le nom de *mésextère.* Cette couche, en effet, est une portion de la peau externe. Elle forme l'appareil qu'on nomme locomoteur, et celui-ci est évidemment destiné à agir, à exercer son action sur le *milieu* dans lequel vit l'animal; milieu qui comprend à la fois le sol ou l'appui sur lequel il se meut, et l'atmosphère gazeuse ou liquide qui se prête aux mouvements de la locomotion. En adoptant donc le mot milieu (μέσον) comme signifiant le corps en relation normale avec l'appareil locomoteur, celui sur lequel l'action de l'appareil doit se passer, on ne trouve point d'inconvénients à introduire dans la nouvelle nomenclature le mot *mésextère* qui présente les mêmes avantages que tous ceux que nous avons cru pouvoir admettre. Au sujet du mot *mésextère*, nous aurons à faire remarquer aux critiques combien la signification du mot ancien *mésentère* doit paraître impropre et éloignée du sens clair et précis que nous voulons assigner au mot *mésextère.* Le nom de *mésentère* a été donné anciennement à la portion du péritoine replié plusieurs fois sur lui-même, qui fixe au milieu du corps l'entère ou intestin. Mais on a admis très-improprement encore des *mésocolons* lombaires, l'un droit, l'autre gauche, qui ne fixent point le colon au milieu, comme le fait le mésentère. Enfin on a donné le nom de ligaments larges aux replis du péritoine qui fixent l'utérus sur les côtés du bassin, et on eût pu, avec autant de raison que pour l'utérus, appeler *desmentère* (de δέσμα, ligament), et *desmocolons* les portions du péritoine qui ont reçu les noms très-impropres de *mésentère* et de *mésocolons* qui lient l'intestin et le colon aux parois de l'abdomen, comme les ligaments larges de l'utérus servent à le fixer aux parois du bassin. Cette digression ne paraîtra pas étrangère à notre sujet aux yeux des personnes habituées à apprécier la véritable valeur des termes usités dans les sciences d'observation. Il y a longtemps que l'on sait et que l'on dit que leurs véritables progrès doivent nécessairement amener la réforme de leur langue. Le moment de tenter celle du langage anatomique nous paraît être arrivé, et nous devons poursuivre nos recherches tant que nous ne nous égarerons point dans la route où nous nous sommes engagés.

Nous devons faire connaître ici par anticipation les noms nouveaux que nous avons aussi créés pour désigner les appareils secondaires qui entrent dans la composition du *somextère* ou appareil des sens de la peau externe. Ces noms sont pour l'appareil du tact, l'*aptextère* (de ἅπτω, *tango*, je touche); pour celui de la vision, le *photextère* (de φῶς, *lux*, lumière); pour celui de l'audition, le *phonextère* (de φωνὴ, *vox*, *sonus*, son.) Il est bien entendu que l'œil et l'oreille doivent être regardés comme des phanères, c'est-à-dire comme des dépendances de la peau externe, d'après les vues de Blainville, qui nous ont si bien guidé dans nos recherches. On doit aussi considérer comme des dépendances du *bromentère*, 1° les voies salivaires, pancréatiques et biliaires que les termes nouveaux *sialentère*, *pancréentère* et *choléentère* mettent en rapport de signification avec l'*urentère*, le *spermentère*, etc. Enfin les organes du goût et de l'odorat ou portions de la peau interne en rapport avec les corps sapides et odorants doivent encore être désignés sous des noms analogues, tels que *geusentère* (de γεῦσις, *gustus*), et osmentère (de ὀσμὴ, *odor.*) Le premier est une dépendance du *bromentère ;* le second appartient à l'*aérentère* plus spécialement.

Pour compléter l'énumération des organes qui sont des dépendances de la peau externe et de l'interne, il nous reste à indiquer ceux qui sont connus sous le nom de glandes, pour lesquels nous proposons le nom de *polycryptes*. Cette dénomination est fondée sur l'opinion de Malpighi, reproduite avec raison par Blainville. Nous l'adoptons comme plus conforme à la vérité que celle de Ruisch.

Notre manière de voir n'est point cependant exclusive. Les glandes ou *polycryptes* sont bien à nos yeux des organes résultant de l'agglomération dans un très-petit espace d'un très-grand nombre de cryptes. Mais nous ne pouvons nier que quelques-unes, telles que le foie, les reins, reçoivent un si grand nombre de vaisseaux accompagnés de nerfs, qu'on peut aussi les regarder comme des dépendances des deux grands appareils, le vasculaire et le nerveux, ce qui concilierait l'opinion de Malpighi avec celle de Ruisch. Mais ces agglomérations de cryptes formant des organes volumineux et saillants, peuvent aussi être disposées sous forme de couches placées dans l'épaisseur de celles de la peau; et on peut même observer leur dissémination sur la peau interne dans les poissons.

Ces données fournies par la zootomie à l'anatomie humaine, nous paraissent très-propres à jeter un grand jour sur les grandes questions de cette science.

La peau externe et l'interne forment un tout continu dans toutes ses parties qu'on désigne sous le nom d'enveloppe générale du corps, auquel nous avons substitué celui de *périère* (de περὶ, autour), parce que la peau est en effet appliquée sur les appareils profonds que nous allons examiner bientôt, les environne de toutes parts et leur forme un tégument protecteur. Cet office appartient surtout à la peau externe, tandis que l'interne comprend les quatre grands appareils, ou intestins que nous avons suffisamment indiqués. C'est dans la duplicature de ces deux peaux, entre ces deux portions, l'externe et l'interne, de l'espèce de manchon qu'elle forme, que se trouvent placées les parties centrales et axiales de l'appareil vasculaire et du nerveux, dont les rayons (vaisseaux et nerfs) vont en divergeant, et se ramifient en pénétrant toutes les couches du *périère* ou enveloppe générale du corps.

De même que nous avons réuni sous le nom de *périère* la peau externe et l'interne pour en former un seul grand groupe de parties, de même aussi, nous avons cru pouvoir grouper ensemble l'appareil vasculaire et le nerveux, qui présentent des caractères communs. Cet autre grand groupe de parties *polyhistes*, qui comprend les deux appareils à la fois profonds et généralement répandus, prend le nom d'*Endère* (de ἔνδον, *intus*, en dedans), fondé sur la situation en dedans ou profonde de leurs parties centrales ou axiales.

L'*endère* est le grand appareil des parties enveloppées et protégées. Le *périère* est le grand appareil des parties enveloppantes et protectrices, dites vulgairement tégumentaires. La seconde portion du *périère* ou l'*entère* ressemble un peu sous ce rapport à l'*endère*, et réclame aussi la protection du tégument externe. Mais elle forme aussi aux surfaces de l'intérieur de l'animal, la barrière que les corps extérieurs ou ceux qui viennent du dedans, ne peuvent traverser sans lésion, que sous forme moléculaire. Elle contribue donc peu à la protection du centre vasculaire et du nerveux. Mais elle n'y est point étrangère, puisque c'est elle qui les recouvre en dedans de l'animal.

L'*endère* étant un des deux grands groupes d'appareils organiques que nous avons formés pour la méthode [1] à suivre dans l'étude des *polyhistes* et comprenant l'appareil vasculaire et le nerveux réunis; nous l'avons divisé en deux portions. La première est l'ensemble de tous les vaisseaux qui contiennent les *hèmes* ou fluides dits circulatoires. Elle reçoit dans notre nomenclature deux noms. Le premier tiré de la situation du cœur en avant du tube digestif ou au-dessous de l'axe fictif du corps; c'est le mot *proendère* ou *hypendère* c'est-à-dire *endère*, dont la partie centrale est située en avant chez l'homme, en dessous dans les animaux à station horizontale. Le deuxième nom donné à l'appareil vasculaire est fondé sur la nature des

---

1. Il est facile de reconnaître que cette classification diffère très-peu de celle de M. de Blainville. Ce professeur distingué admet dans ses cours, à la faculté des sciences, deux grandes classes ou divisions d'appareils. La première est pour lui l'ensemble des organes qui se rapportent à l'enveloppe générale du corps, de laquelle il fait naître l'appareil vasculaire. La seconde ne renferme que l'appareil nerveux ou système incitateur.

corps en relation avec ses surfaces, c'est le mot *hémendère*, c'est-à-dire *endère pour le sang*. Nous rapportons à l'appareil vasculaire ou *hémendère*, non-seulement tous les vaisseaux contenant les diverses espèces de sang, mais encore ces organes volumineux, érectiles ou non érectiles, auxquels, dans ces derniers temps, on a donné, avec beaucoup de raison, le nom de *ganglions vasculaires*, bien propre à désigner soit les organes érectiles dits *corps caverneux*, *iris*, *mamelon*, *rate*, soit d'autres non érectiles très-développés chez le fœtus, et connus sous les noms de *thymus*, *corps surrénaux*, *corps thyroïde*.

La seconde portion de l'*endère* est l'ensemble de tous les organes nerveux, auquel nous avons aussi donné deux noms analogues aux précédents. Le premier est *métendère* (de μετὰ, après, en arrière) ou *ependère* (de ἐπὶ sur, en dessus) c'est-à-dire *endère* dont la partie axiale est située dans l'homme et les singes en arrière, et dans tous les autres vertébrés au-dessus du tube digestif ou de l'axe fictif du corps. Le deuxième nom est le mot *neurendère*, c'est-à-dire *endère* dans lequel se meut, s'accumule, s'irradie l'agent de la force nerveuse, que nous désignons sous le nom de *neuron* (νεῦρον robur); ce mot signifie ordinairement *nerf*, mais ici il est pris dans l'acception de *robur*, force nerveuse ou fluide nerveux. Le *neurendère* est donc l'*endère* pour le fluide nerveux, de même que l'*hémendère* est l'*endère* pour le sang, de même enfin qu'un *entère* ou un *extère* quelconque se trouve spécifié par le nom du corps qui se trouve en relation normale avec lui ; on reconnaît facilement que les principes que nous avons adoptés dans cette nomenclature ne varient point, n'admettent point jusqu'ici d'exception, et ont dû nous fournir des dénominations uniformes, très-brèves et en même temps très-significatives.

On pourrait bien nous objecter que si le mot *endère*, terme générique de l'appareil vasculaire et du nerveux, exprime exactement la situation intérieure et profonde de leurs parties centrales et axiales (*cœur*, axe nerveux), cependant il n'indique point que leurs rayons vont se répandre généralement dans tout le corps, et pénétrer l'épaisseur des couches de la peau externe et de l'interne. Nous avons tenté de former un nom propre à signifier ce double objet; mais il eût été trop long. Cet inconvénient nous le fit rejeter avec d'autant plus de raison que nous eussions été forcés de le joindre à d'autres radicaux pour créer les mots composés dont nous avions besoin. Ces dénominations nouvelles n'auraient plus présenté l'uniformité des précédentes, et auraient cessé d'y correspondre sous le rapport du nombre des syllabes et de la désinence. Nous dûmes donc y renoncer.

Le mot *endère* est d'ailleurs établi sur la situation des parties les plus saillantes, les plus actives de l'appareil vasculaire et du nerveux, et cette explication nous paraît suffisante pour prévenir toute équivoque. Si les petits vaisseaux et les filets nerveux se rapprochent des surfaces, si les vaisseaux et les nerfs moyens sont placés dans l'épaisseur même des couches de la peau, on peut faire remarquer que les gros troncs nerveux et les grands vaisseaux sont situés aussi profondément que les parties centrales, et participent à ce caractère essentiel qui disparaît ensuite progressivement dans les rayons des *endères*.

Les explications placées dans le tableau des *polyhistes*, à côté de chaque appareil d'organes, jointes à celles dans lesquelles nous venons d'entrer, nous paraissent suffisantes pour démontrer la préférence que les dénominations nouvelles devraient obtenir sur les anciennes.

Voulant soumettre l'exposition successive des parties de l'organisme humain à un ordre qui pût être le moins arbitraire et le moins variable possible, nous nous sommes déterminés à suivre celui de l'origine des parties, celui de leur génération réciproque, celui enfin que leurs rapports naturels paraissent prescrire.

Nous avons commencé par les *anhistes* ou parties sans texture, parce que tous les solides vivants ou *histes* naissent des *hèmes* ou ont existé à ce premier état. Les sangs ou les *hèmes* se sont présentés les premiers à l'étude, comme source de tous les exhèmes et des parties *histes*.

Dans l'examen des diverses espèces de sang, nous avons débuté par le chyle ou sang *protachrome*, parce qu'il est le fluide nutritif qui, venant du dehors, arrive pour la première fois dans le sang pour le renouveler. Nous avons indiqué ensuite la lymphe, comme le deuxième sang *achrome*, puisqu'elle émane du sang *chrome* vers lequel elle retourne.

Le sang dit improprement veineux ou noir, a été placé immédiatement après la lymphe et avant le sang dit artériel. Le sang veineux est en effet, comme l'indique le mot *protochromème*, un premier sang *chrome*, un sang dont la couleur est moins vive. Il concourt avec le chyle et la lymphe à l'hématose, c'est-à-dire, à la formation du sang artériel ou deutochromème.

Le sang artériel *deutochromème* étant d'une part l'aboutissant des trois précédents, ayant une couleur beaucoup plus prononcée que celle du *protochromème* ou sang veineux, a été placé à la suite des trois autres. Mais il est aussi le fluide d'où sortent la lymphe et le sang rouge brun, ce que nous avons déja indiqué. Il est enfin la source d'où émanent tous les *exhèmes*. Telle est du moins l'opinion du plus grand nombre des physiologistes.

Il pouvait paraître indifférent dans l'étude des *exhèmes*, de commencer par tel ou tel autre. Mais le parallèle que nous avons établi entre les *exhèmes extériels* et les *entériels*, nous a fait trouver des subdivisions assez naturelles. Nous avons pensé aussi qu'il n'était point indifférent de finir cette étude par les *exhèmes* qui ont le plus d'affinité avec les divisions de la colonne suivante. C'est pourquoi nous avons dû placer en première ligne les *exhèmes périériels*, et à la suite les *monohistiels*; et nous avons dû finir par les *exhèmes histogènes*, c'est-à-dire les matières nutritives des *monohistes*.

La marche à suivre dans l'étude de ces derniers était tracée par Haller et Chaussier. Le tissu muqueux et fondamental devait figurer le premier, et être suivi du *tissu scléreux*, qui paraît résulter de la condensation du *muqueux*. Le tissu *sarceux* devait aussi venir naturellement à la suite du *scléreux*, sur lequel il s'implante. Enfin le tissu nerveux devait terminer la série des *monohistes*, puisqu'il anime, vivifie tous les précédens, et préside à leurs actions. La gradation des modifications principales des quatre tissus simples nous traçait aussi l'ordre de leur exposition.

Les *polyhistes* devaient être rapprochés des *monohistes*, et ces derniers devaient les précéder, puisque ce sont eux qui les forment en se combinant.

L'*endère* nous a paru devoir être placé avant le *périère*. L'*hémendère* (appareil vasculaire) méritait la priorité dans l'étude, parce que, constitué d'abord par la masse muqueuse du germe qui forme alors tout l'animal, il est le premier développé, et doit être considéré comme le créateur et le formateur de tous les autres appareils. Il est en effet celui qui joue le plus grand rôle dans les premiers temps de l'existence. Le *neurendère* (appareil nerveux) devait le suivre immédiatement à cause de l'influence qu'il étend comme lui dans tout l'organisme, par ce qu'enfin tous ses caractères anatomiques le rapprochent naturellement de lui.

Dans l'exposition des appareils nombreux qui forment le *périère*, ceux qui appartiennent à la peau externe doivent être étudiés les premiers, à cause de leurs rapports plus immédiats avec l'appareil nerveux et avec le vasculaire, dont ils traduisent même plus ou moins fidèlement les formes à l'extérieur. En effet la couche *scléreuse*, (osseuse, etc.), du *mésextère* ou partie passive de l'appareil *locomoteur*, protège les parties centrales de ces deux appareils, et la couche *sarceuse* de cet appareil (muscles du squelette) obéit d'une manière manifeste à l'influence nerveuse sous l'empire de la volonté.

Après la couche profonde de l'*extère* ou peau externe, celle qui la recouvre immédiatement, et que nous avons dit former l'appareil des sens de la peau externe, se présente naturellement dans l'ordre anatomique et physiologique.

Les appareils organiques, formés par la peau interne, doivent être décrits les derniers. L'*aérentère* et le *bromentère*, comme groupe d'organes assimilateurs, précèdent l'*urentère* et le *pédentère*, c'est-à-dire les ensembles des parties servant à la désassimilation. L'*aérentère*, agissant le premier au moment de la naissance, ayant une action plus continue que celle du *bromentère*, devait être en première ligne. L'*urentère*, servant non-seulement à la dépuration du sang, mais encore à l'expulsion de l'excrément liquide, a été mis à la suite du *bromentère*, qui, après avoir assimilé une portion de l'aliment, en expulse l'excrément solide.

Enfin le *pédentère*, considéré comme l'appareil dont l'action commence le plus tard, constitue la vie des espèces, présente les plus grandes intermittences et finit le plutôt; dont les actes plus rapprochés accélèrent le cours de la vie et sont suivis plus ou moins immédiatement de la mort; le *pédentère*, dis-je, doit terminer la série des appareils nombreux du *périère*, qui sont tous soumis à l'influence de l'*endère*.

De ce que nous venons de dire sur les parties *polyhistes*, nous devons conclure que, pour les étudier avec régularité, il faut en dernier résultat les rapporter toutes à deux grands groupes d'ensembles organiques.

Le premier (*endère*) comprend les deux appareils dont les formes sont créatrices de celles des autres parties de l'animal et sont répétées plus ou moins fidèlement à l'extérieur et à l'intérieur, dont l'action préside à la formation et aux fonctions de tous les autres, et dont la structure réclame la protection du suivant.

Le second (*périère*) est formé par les appareils tégumentaires, il traduit les formes du précédent, et forme deux groupes secondaires bien distincts. Le premier (*extère*) est le grand appareil des parties contenantes et essentiellement protectrices. Le deuxième (*entère*), réuni aux parties centrales des *endères*, forme avec elles l'ensemble des parties contenues dans les grandes cavités splanchniques.

Après avoir fait connaître l'ordre successif qui nous a paru convenable dans l'exposition des parties, nous devons faire remarquer que le cadre resserré, formé par le tableau, permet de saisir leur liaison, leur enchaînement réciproque. Ainsi les sangs ou *hèmes* sont les parties contenues dans l'*hémendère*. Le *neurendère* est aussi parcouru par un fluide excitateur pour lequel nous avons adopté le mot *neuron*. C'est l'agent de la force nerveuse ou influx nerveux, dont la source inconnue jusqu'à présent paraît être dans la portion de l'air qui se combine avec le sang artériel (*deutochromème*), et qui est ensuite dégagé de sa combinaison par l'action vitale. Les *exhèmes* sont versés, les uns aux surfaces du *périère* pour y remplir des fonctions très-variées ; les autres, dans l'intérieur des *monohistes*, pour favoriser les fonctions des organes, servir à la nutrition des tissus simples dont les combinaisons forment les *polyhistes*. On peut donc apercevoir, d'un coup-d'œil rapide, la coordination de toutes les parties d'un vaste ensemble et en déduire l'harmonie dans la succession et la simultanéité de sa structure et de ses actions.

MÉMOIRE EXPLICATIF

DU

TABLEAU SYNOPTIQUE

DES HÈMES OU SANGS

CONSIDÉRÉS DANS L'ÉTAT HYGIDE.

Nous avons présenté dans notre premier Mémoire [1] des considérations générales sur tous les corps naturels [2], et déterminé la place que l'homme occupe parmi eux. La méthode que nous croyons favorable

---

[1] La nature de l'ouvrage que nous publions nous forçant de résumer tous les faits de l'anatomie physiologique, d'insister seulement sur les plus positifs et les plus saillants, et de nous borner à indiquer les plus récents, nous ne pourrions citer les nombreux auteurs morts ou vivants auxquels nous avons emprunté les documents nécessaires pour la construction des tableaux synoptiques. Nous n'avons point craint de dire que nous les avons puisés aux meilleures sources. En effet, les ouvrages que nous avons mis à contribution sont principalement les traités généraux d'anatomie de Sabatier, de Boyer, de Gavart,

[2] *Voyez* l'Introduction, page 3.

à l'étude de l'anatomie physiologique d'après les vues philosophiques de M. de Blainville et d'après notre expérience, a été fixée au moyen d'une formule; nous avons enfin soumis au jugement du public une nouvelle classification des parties du corps humain, étayée sur des opinions anciennes d'une grande valeur; et, mettant à profit les lumières de l'anatomie comparative, nous avons pu coordonner dans un cadre resserré l'ensemble des fluides et des solides vivants et non vivants, qui entrent dans la composition de l'organisme animal. Le besoin de déterminer leurs divers caractères, classiques, génériques, spécifiques, d'indiquer leurs affinités naturelles ou leurs rapports, nous a mis dans la

---

de Bichat, de Sœmering, de Portal, des deux Cloquet, de Meckel, de Béclard, ceux de physiologie de Magendie, d'Adelon, de Richerand, de Fodéré, de Dumas, de Haller; les œuvres de Vicq-d'Azyr, celles de Chaussier, de Cuvier, de Geoffroy Saint-Hilaire, de Blainville. Nous avons aussi dû consulter plusieurs monographies, les articles des divers dictionnaires des sciences médicales, ceux d'histoire naturelle. Enfin, nous avons eu recours aux traités de chimie les plus estimés, tels que ceux de Fourcroy, de Thompson, de Thénard, etc., etc.; aux divers journaux de médecine; à ceux de physique et de chimie, et des sciences naturelles. Notre devoir est de rendre ici hommage aux hommes célèbres qui ont agrandi le domaine de l'anatomie physiologique, et celui des sciences qui doivent favoriser ses progrès: leurs écrits nous ont dispensé souvent de longues recherches. Des répétitions reconnues nécessaires, un laconisme indispensable, ne nous ont point permis de citer chaque auteur, toutes les fois que nous rapportions ses découvertes; et cette nécessité de fixer par des mots nouveaux les groupes naturels des parties du corps humain, et de consacrer ainsi des rapprochements et des parallèles qui rendent l'étude plus prompte et plus fructueuse; c'est ainsi que nous avons été conduit naturellement à créer une nomenclature que nous avons employée comme un moyen mnémonique très-favorable à l'étude et à l'enseignement de l'anatomie physiologique.

Convaincu des avantages qu'elle procure, nous continuerons de l'offrir avec confiance au public médical, et nous la développerons dans tous nos tableaux. Néanmoins en faveur des personnes à qui

---

explication nous paraît ici utile pour nous mettre à l'abri de tout reproche sous ce rapport.

Si l'on trouve que nous avons été prolixe et surabondant dans les explications relatives aux noms de la nouvelle nomenclature, nous répondrons que l'extrême contraire nous eût exposé à n'être point compris, et que nous avons dû préférer tomber dans celui qui nous rapprochait de notre but. Si l'on nous fait observer que plusieurs des noms nouveaux, composés de racines grecques, ne sont point formés d'après le génie de cette langue, nous aurons à faire remarquer qu'il est facile de suppléer à ce vice plutôt apparent que réel, en admettant un mot sous-entendu, une tournure elliptique, enfin une contraction, une élision ou une abréviation; comme on est forcé de le faire dans toutes les langues scientifiques, lorsqu'il s'agit de démontrer, dans un temps très-court, les faits dont ces mots heureux deviennent un signe convenu et très-commode pour la démonstration. N'a-t-on pas été obligé, en effet, de former en géométrie le mot *cosinus* en contractant les mots *sinus du complément* ou *sinus droit d'un arc qui est le complément d'un autre.*

les racines grecques des noms scientifiques sont inconnues, 1° nous présenterons un tableau de la synonymie des noms nouveaux et des mots anciens employés dans le deuxième tableau synoptique. Cette précaution, indispensable pour rendre l'intelligence de nos tableaux et de nos mémoires plus prompte et plus facile, nous a paru propre à prévenir les objections fondées sur ce que les anciennes dénominations auraient pu nous servir à traiter les divers sujets d'anatomie physiologique. Nous sommes tellement convaincu du contraire, que nous pourrons sans peine prouver que, si la classification nouvelle des parties du corps humain est exacte

---

Nous pourrions citer de nombreux exemples de semblables contractions et abréviations, qu'il serait facile de puiser dans les langues des sciences et des arts. Mais nous devons nous borner à faire remarquer 1° qu'au fur et à mesure que la méthode suivie dans l'étude et dans l'enseignement des sciences descriptives se rapproche de celle adoptée dans les sciences exactes, il faut nécessairement réformer peu à peu leur langage; et 2° qu'on doit arriver à des résultats satisfaisants en prenant pour base, dans la création des noms nouveaux, les mots anciens qui ont une grande valeur, et qu'il convient de conserver.

Enfin, j'espère qu'on nous saura au moins gré de nos intentions, qui sont toujours de présenter, dans un cadre resserré, les principaux documents nécessaires pour faire une ou plusieurs leçons sur l'anatomie physiologique, ou pour répondre à des questions sur cette science. La nomenclature nouvelle se présente alors comme le lien de la méthode adoptée, et le soutien de la mémoire et du jugement.

et préférable à l'ancienne, la nomenclature nouvelle est indispensable pour la fixer : c'est ce dont on pourra se convaincre en examinant les périphrases, ou le nombre des mots employés à signifier les caractères que nous croyons utile d'établir dans l'état actuel de la science de l'organisme, pour en simplifier l'étude et la rendre beaucoup plus méthodique. 2° Nous donnerons des explications relatives à la marche didactique suivie dans ce tableau synoptique des hèmes. 3° Pour obvier au laconisme qu'exige la synopsie, nous entrerons dans des explications et des développements relatifs à la description des caractères anatomiques et physiologiques étudiés dans le type, c'est-à-dire l'homme adulte de la race caucasique. 4° Nous serons forcé d'indiquer rapidement les principales modifications connues de ces caractères, ou les lacunes que présente encore cette étude. Notre but est ainsi de présenter chaque question d'anatomie physiologique avec toute l'extension possible, mais sans prétention de l'approfondir; nous laissons ainsi au lecteur le soin de se remémorer les détails qu'il connaît, ou de puiser aux sources indiquées, des explications plus étendues, qu'on ne peut trouver que dans des monographies.

1° Explications relatives à la synonymie des noms noms nouveaux et des anciens insérés dans le tableau synoptique des hèmes.

Quoique nous ayons déja donné les racines des noms nouveaux qui reparaissent dans ce mémoire, nous croyons devoir les répéter et les présenter de manière à faire saisir rapidement leur signification, dont l'exactitude pourra être bien mieux appréciée au moyen de l'analyse, et surtout de la comparaison que nous avons dû en faire avec l'acception des anciens noms. Nous avons inséré dans le tableau de la synonymie des mots nouveaux contenus dans ce deuxième mémoire, d'autres noms analogues, qui n'ont point paru dans le premier. Le parallèle de toutes ces nouvelles dénominations avec les anciennes prouvera que le sens des premières est vraiment l'expression claire et précise des vues physiologiques admises de nos jours, qu'il est temps de fixer par des signes dont la valeur est facile à constater.

2° Explications relatives à la marche didactique suivie dans le 2e tableau synoptique.

L'ordre suivi pour l'étude des hèmes ne diffère point de celui tracé dans la formule pour la démonstration anatomico-physiologique. Nous avons cependant placé dans la même colonne verticale à gauche la série des caractères anatomiques et physiologiques et celle des principaux points de vue sous lesquels il convient de les étudier. Si l'espace resserré dans lequel nous avons été forcé d'exposer dans le tableau ces caractères, si l'ordre que nous avons suivi pour en faciliter l'étude comparative, ne nous ont point permis d'entrer dans des détails nécessaires pour ceux qui commencent l'étude de la science, nous avons tâché de suppléer aux inconvénients d'un laconisme qu'on pourrait nous reprocher, en insérant dans ce mémoire ce qui, dans la description des hèmes ou sangs, mérite d'être développé, et surtout les résultats des recherches faites de nos jours par les physiologistes modernes. Nous espérons qu'en combinant ainsi les ressources et les formes des ouvrages typographiques, nous aurons mis le lecteur dans une situation plus commode pour l'étude, et qu'il sera vraiment possible, en se familiarisant avec cette méthode, d'apprendre plus de choses en moins de temps, et de pouvoir embrasser d'un seul coup-d'œil l'ensemble et les détails.

L'ordre tracé dans la formule [1] se trouve donc modifié. Mais nous avons dû conserver soigneusement l'indication des points de vue sous lesquels on doit étudier les caractères des parties du corps humain, et nous avons dû recourir à des abréviations pour indiquer ces derniers.

Le classement de ces caractères doit paraître nouveau, et donner lieu à des remarques et à des

---

[1] *Voyez* l'Introduction, page 11, et le tableau des Hèmes, colonne de la formule, etc.

objections. C'est surtout la détermination des quatre caractères physiologiques, que nous avons basée sur les fonctions des quatre tissus simples ou monohistes, qui nous paraît devoir donner prise à des réflexions critiques. Dans l'espoir de les prévenir, nous présentons ici les motifs qui nous ont guidé.

Toutes les parties du corps doivent concourir, chacune à sa manière, aux quatre grands phénomènes ou résultats physiologiques auxquels nous pensons qu'on peut ramener toutes les actions vitales, c'est-à-dire, la *nutrition*, la *protection*, la *motion* ou *mouvement*, l'*incitation* ou *sensibilité*.

En effet, les tissus muqueux ou cellulaires sont regardés comme les agents essentiels des sécrétions et des nutritions. Les tissus scléreux qui forment les organes dits fibreux, cartilagineux, osseux, protégent les parties molles, les fluides, et remplissent d'autres fonctions mécaniques : aussi pour nous, le mot *protection* entraîne également l'idée des autres fonctions mécaniques qui s'allient avec elle.

Les tissus sarceux ou musculaires, qui comprennent les organes élastiques et contractiles, sont les agents des grands mouvements ou de la motion.

Enfin, les tissus nerveux sont les principaux organes de l'incitation ou sensibilité.

Lors même qu'une partie ne concourt nullement à l'accomplissement de l'un de ces quatre grands phénomènes, dans notre manière de procéder, nous relatons son caractère négatif sous ce rapport, qui sert à la faire ressortir plus ou moins au milieu des autres.

Nous eussions pu insérer toutes ces réflexions dans l'introduction de notre premier mémoire ; mais nous avons préféré les placer au moment où nous devons faire l'application de ces principes à l'étude du premier groupe des parties du corps humain. Je pense même qu'un exemple sous les yeux facilite l'intelligence des préceptes et dispense toujours de longues explications.

Si l'on nous fait observer que dans l'étude des hèmes ou sangs nous avons omis plusieurs des caractères renfermés dans la formule [1], et surtout que nous en avons fait intervenir un ou deux qui n'y figurent point, notre réponse sera d'abord: que les caractères omis sont négatifs dans les quatre hèmes, de même que pour tous les autres fluides du corps humain; qu'ils servent seulement à les distinguer sous le rapport des parties solides avec ou sans texture; et enfin que l'électricité et la capacité des sangs pour le calorique sont des propriétés physiques qui ont été étudiées seulement dans les deux sangs chrômes, non encore dans les deux sangs achrômes ni dans les exhèmes ou produits émanés du sang, et très-peu dans les tissus simples, excepté le tissu nerveux. Si dans la recherche des modifications des caractères des hèmes ou sangs suivant les divers points de vue de la formule, nous avions eu à exposer des remarques importantes ou des déterminations déja faites, nul doute que nous

[1] Comparez la formule de l'Introduction à celle du tableau des Hèmes.

eussions donné un exposé succinct de nos connaissances sur ce sujet, d'après l'ordre suivi dans l'examen de ces caractères étudiés dans le type. Mais ici on remarquera que nous en avons été dispensés par l'imperfection des connaissances ou par l'ignorance presque complète sur divers points dans l'état actuel de la science. Nous avons eu seulement ici à indiquer les lacunes qui restent à remplir. On conçoit qu'il était impossible, dans ce tableau, de faire autre chose qu'un exposé méthodique des données positives que renferment les ouvrages de l'art ; et notre but est rempli, si l'ordre dans lequel nous les présentons, tout en favorisant leur étude, permet de reconnaître d'un seul coup d'œil ce qui est bien connu, les points litigieux qu'il s'agit d'éclaircir, les lacunes que les progrès de l'art doivent nécessairement faire disparaître. Si nous ne l'avons point atteint du premier coup, nous espérons qu'on nous saura gré de nos intentions, et qu'on pardonnera des omissions involontaires que nous pourrons réparer. Notre but essentiel est de savoir si l'ordre adopté est propre à une étude complète d'une question quelconque d'anatomie physiologique.

Il n'est point de lecteur qui, après un examen plus ou moins rapide des diverses questions d'une science, n'éprouve le besoin d'arriver à un résultat général sur lequel l'esprit s'arrête avec satisfaction; puisque, au moyen de ce corollaire, il peut ressaisir ou reproduire la plupart des faits qu'il vient de parcourir. Le tableau présente cet avantage, qui sera apprécié, je l'espère; et on reconnaîtra que le plan suivi permet d'embrasser et de distinguer de suite tous les points de vue sous lesquels on peut étudier les hèmes ou sangs, et d'arriver de suite aux divers résultats ou corollaires de ces aperçus variés, dont le nombre n'est point indéterminable et peut enfin être fixé.

On reconnaîtra encore que, dans la marche que nous avons adoptée, d'une part, nous n'avons point dû éviter des répétitions qui ne paraîtront point inutiles; de l'autre, nous avons dû recourir à un laconisme indispensable pour pouvoir réunir dans un cadre étroit les caractères qu'il importait d'exposer.

Après ces explications sur la partie didactique du tableau des hèmes ou sangs, explications qui seront applicables à tous les autres tableaux que nous devons publier, nous aurons à insister sur les détails que nécessite l'intelligence des données exposées avec un laconisme dont ne s'accommoderaient point ceux qui commencent l'étude de la structure et des actions de l'homme physique.

Sous ce rapport, les mémoires explicatifs deviennent encore le supplément ou le complément des tableaux qui doivent toujours être regardés comme renfermant : 1° le plan de l'ordre à suivre, en traitant les diverses questions qu'on peut établir sur les groupes naturels de nos parties; 2° les traits les plus saillants de leur structure et de leurs actions.

3° *Explication et développement des caractères anatomiques et des caractères physiologiques, étudiés dans le type.*

Après avoir examiné les définitions générales[1] des hèmes ou sangs, des achrômèmes ou sangs achrômes, des chrômèmes ou sangs chrômes, du protachrômème ou sang protachrôme *(chyle)* du deutachrômème ou sang deutachrôme *(lymphe)*, du protochrômème ou sang protochrôme *(sang rouge-brun, sang noir, sang veineux)*, du deutochrômème ou sang deutochrôme *(sang rouge-vermeil, sang rouge, sang artériel)*, il faut lire la formule tracée dans la première colonne verticale à gauche où se trouve exposée la série des principaux points de vue sous lesquels il convient d'étudier successivement les caractères anatomiques et physiologiques de ces fluides circulatoires. Ces caractères sont indiqués pour le type par des abréviations. Nous avons déja fait connaître les motifs d'après lesquels nous avons cru devoir nous dispenser de les présenter dans le même ordre en étudiant leurs modifications dans les races, les âges, la série animale, les sexes et les individus.

L'ordre adopté permet réellement, 1° d'étudier isolément chaque espèce de sang; 2° d'examiner dans les quatre sortes d'hèmes, chaque caractère comparativement. C'est cette étude comparative

[1] *Voyez* le tableau synoptique.

des hèmes ou sangs qui doit fixer notre attention, puisqu'elle doit nous faire saisir leurs analogies et leurs légères différences, d'après lesquelles nous avons cru devoir les disposer dans un ordre fondé sur la gradation de leurs propriétés.

1° *État et densité.*

Dans cet examen comparatif on arrive à ce premier résultat, que tous les hèmes ou sangs sont constamment liquides pendant l'état hygide, et que leur densité, leur concrescibilité augmente progressivement depuis le chyle jusqu'au sang artériel. Le mot densité est employé dans le tableau synoptique comme synonyme de consistance ou de tendance à la coagulation.

Les autres résultats sont les suivants :

2° *Pesanteur spécifique.*

La pesanteur spécifique de la lymphe, du sang veineux, et celle du sang artériel, sont connues : celle du chyle est encore à déterminer. Nous indiquerons plus bas les estimations diverses du poids de chaque espèce de sang.

3° et 4° *Température, capacité pour le calorique.*

La température du sang veineux, celle du sang artériel, et la capacité de ces deux espèces de sang pour le calorique sont exprimées en nombres : ces deux propriétés n'ont point encore été étudiées dans le chyle et la lymphe.

5° *Électricité.*

Quant à l'électricité des hèmes, nous la regardons aussi comme inconnue dans les sangs achrômes, comme indéterminée dans les sangs chrômes, et non comme nulle. Plusieurs auteurs admettent que le sang coloré, veineux ou artériel, est électrique; que c'est à cette propriété du sang qu'on doit attribuer sa concrescibilité, sa coagulation, lorsqu'il est sorti des vaisseaux; et ils donnent à l'appui de leur opinion la conservation du sang à l'état fluide après la mort des personnes frappées de la foudre, fluidité qu'ils expliquent en admettant que l'attraction naturelle des molécules de ce fluide est détruite et remplacée par l'état de répulsion propre aux molécules chargées de la même espèce d'électricité.

Pour expliquer cette attraction naturelle, il faudrait supposer les deux fluides électriques distribués dans les molécules du sang de manière à pouvoir produire ce phénomène, ce que l'expérience n'a point encore établi. Il est facile de reconnaître dans ce tableau, qu'on ne s'est encore occupé que de l'électricité du sang chrôme, qu'on n'a établi aucune distinction entre celle du sang veineux et celle du sang artériel, enfin, que cette propriété n'a point été recherchée dans le chyle ni dans la lymphe.

Nous avons dû rapprocher l'étude de la température de celle de la capacité pour le calorique, et de l'électricité des hèmes: ce sont en effet des propriétes physiques dépendantes de l'action des agents impondérables. Nous verrons que ces caractères anatomiques des hèmes ne doivent point être perdus de vue dans la détermination de leurs caractères physiologiques. L'électricité des hèmes étant si vaguement connue, est nécessairement un point litigieux qui exige des recherches très-délicates et très-nombreuses.

6° *Saveur.*

La saveur des hèmes est en général salée; on la dit douce dans le chyle et douceâtre dans le sang artériel. Cette saveur distinguerait donc les fluides qui résultent immédiatement, le premier de l'élaboration digestive, le second de l'élaboration respiratoire. La saveur serait exclusivement salée dans la lymphe et le sang veineux qui ont déjà servi aux sécrétions et aux nutritions.

7° *Odeur.*

L'odeur est celle du sperme dans le sang achrôme, faible dans le chyle, plus prononcée dans la lymphe; on la dit analogue à celle de l'ail dans le sang chrôme, faible dans le sang veineux, plus forte dans l'artériel.

8° *Couleur, transparence, translucidité.*

La manière dont les hèmes se comportent à l'égard de la lumière a donné lieu à leur distinction en genres et en espèces. Le premier genre, caractérisé par l'absence de couleur, renferme deux espèces : la première est le sang protachrôme ou chyle, qui est blanc et translucide et tend à se colorer en s'approchant du sang chrôme. La deuxième espèce est formée par le sang deutachrôme ou lymphe, qui est un fluide incolore transparent et tend aussi à se colorer en convergeant vers le sang veineux. Le deuxième genre des hèmes, fondé sur la couleur dont la nuance ne doit point être déterminée pour les raisons données dans le premier mémoire, contient aussi deux espèces. La première est le premier sang coloré ou *protochrôme*, connu par les anciens sous le nom de sang veineux; la deuxième est le deuxième sang coloré ou le sang le plus coloré ou *deutochrôme*, appelé improprement artériel. Les nuances du sang coloré sont dans le type, le rouge brun et le rouge vermeil : ces deux sangs sont translucides.

Les différences entre les deux sangs non colorés sont faciles à déterminer. La blancheur et la translucidité distinguent le premier du deuxième, qui est entièrement incolore et transparent. On sait d'ailleurs en physique, 1° que la blancheur n'est point une des sept couleurs primitives, mais bien la réflexion de tous les rayons de lumière non décomposée qui tombent sur un corps; 2° que la diaphanéité est cette propriété en vertu de laquelle les corps se laissent traverser par la lumière, sans la réfléchir, ni en partie, ni en totalité.

La blancheur serait donc pour nous non une couleur, ni une nuance, mais le premier degré de l'achrômatisme ou absence de couleur, dont la diaphanéité constituerait dans notre manière de voir le deuxième degré. Le chyle et la lymphe sont donc des liquides achrômes.

Le premier est un véritable sang protachrôme, c'est-à-dire au premier degré de non coloration, et le second un sang deutachrôme, ce qui signifie au second degré d'achrômatisme ou privation de couleur. Néanmoins ces deux sangs tendent à se revêtir peu à peu de la couleur propre au sang chrôme. Ce phénomène doit être attribué à l'action des ganglions du système chylifère et lymphatique qui recevant de nombreux vaisseaux sanguins opèrent sans doute cette première mixtion du sang chrôme avec le sang achrôme, et élaborent ainsi ce dernier dont la coloration s'achève dans le poumon.

9° *Analyse chimique.*

Quant à l'analyse chimique des hèmes, quoiqu'elle ait déja donné lieu à des travaux remarquables, elle est encore loin d'être complète; nous pensons que les auteurs qui se sont le plus occupés de chimie animale pourraient entreprendre une série d'expériences tendant à démontrer la composition chimique des quatre espèces de sangs, savoir le chyle, la lymphe, le sang veineux, et le sang artériel, pris sur un mammifère, qui se rapproche le plus par son organisation de celle de notre espèce. Alors seulement on pourrait mieux déterminer les véritables caractères chimiques des quatre espèces d'hèmes étudiés comparativement dans un individu adulte, et encore ne pourrait-on conclure pour l'homme que par analogie. C'est ce qu'on a fait en effet jusqu'à présent pour établir les caractères chimiques du chyle et de la lymphe, d'après des expériences faites sur le cheval et sur le chien. Nous n'avons aucune connaissance qu'on ait fait des recherches pour déterminer les caractères de ces deux sangs achrômes sur les cadavres des suppliciés.

Malgré la facilité de se procurer le sang veineux et le sang artériel de l'homme, et de les étudier isolément pour en déduire les analogies et les différences de composition chimique, nous n'avons trouvé, dans les meilleurs traités de chimie animale, aucune donnée comparative, si ce n'est des assertions vagues et non encore établies sur des observations répétées. Il est donc à désirer que l'on tente de jeter sur ce sujet important les lumières que réclame l'état actuel de la science; et le chimiste qui, d'après des expériences répétées, faites sur les quatre espèces de sang humain, ou tirées des mammifères plus ou moins rapprochés de l'homme sous le rapport de l'organisation et du genre de nourriture, pourrait présenter un tableau comparatif de l'analyse chimique des hèmes, remplirait une véritable lacune de la chimie animale actuelle, et fournirait à l'étude physiologique de ces parties du corps humain des données précieuses qui lui manquent réellement. Nous ne pensons point cependant qu'il soit possible de résoudre, par cette voie expérimentale, le problème de la vitalité du sang. On pourra, tout au plus, mieux déterminer les proportions de fibrine, d'albumine, de matières grasses, de cérébrine, de matières colorantes, d'urée, de sels et d'eau; mieux constater les divers états sous lesquels se présentent les substances animales qui sont indispensables à la nutrition des tissus, et celles qui forment les matériaux des sécrétions. On parviendra peut-être à découvrir comment une substance animale peut se convertir en une autre; comment l'albumine peut se transformer en mucus, en gélatine, en fibrine, et *vice versâ*. On peut soupçonner avec raison que l'action vitale opère sans cesse ces mutations.

C'est en traçant nous-même le plan de l'ordre à suivre dans l'étude comparative des hèmes sous le rapport chimique, que nous avons pu constater l'état d'imperfection de cette partie de la chimie animale. Aussi avons-nous cru devoir nous dispenser de donner à l'appui de notre opinion le tableau dressé à ce sujet, où le physiologiste cherche en vain les données qui lui seraient nécessaires pour mieux pénétrer dans la connaissance de l'hématose, des sécrétions et des nutritions. Espérons que cette lacune sera remplie, et ne repoussons pas les lumières que nous fournit cette science.

Nous avons dû nous borner à indiquer dans le tableau les principaux résultats de l'analyse chimique des hèmes. Nous avons négligé d'indiquer les changements de couleur qu'éprouvent les hèmes quand on les soumet à l'action des divers gaz et autres réactifs chimiques. Nous avons pensé que de plus longs détails seraient ici déplacés.

Au résumé, les hèmes donnent en général à l'analyse chimique, de l'eau, de l'albumine, de la fibrine, des matières grasses, des matières colorantes, de l'urée, des matières extractives et animales non déterminées, des sels contenus dans l'albumine et la matière colorante, qui sont des lactates de soude, des hydrochlorates de soude et de potasse, du phosphate de soude, de chaux, de magnésie, de fer, du sulfate de chaux, du sous-carbonate de soude, de la soude, de la chaux, de l'oxide de fer, et de l'acide carbonique.

Quant au gaz ou effluve odorant admis par Rosa et Moscati, on n'a pu en démontrer la présence, et on a reconnu que cet effluve ou arome, qui se dégage du sang chaud, n'est autre chose qu'une matière animale élevée en vapeur par l'eau du sang et très-altérable.

Grindel a tenté, en réunissant les principes constitutifs du sang chrôme, d'en faire la synthèse. Il est facile de présumer que la combinaison qu'il obtint ne pouvait être regardée comme un fluide vivant.

10° *Texture.*

Quoique la texture soit un caractère négatif des hèmes, on y aperçoit cependant des globules nageants dans un fluide. Ces globules, qui ont été l'objet de recherches multipliées, doivent être regardés comme les molécules concrètes des hèmes et les éléments organiques des tissus vivants. Ainsi, quoique les hèmes soient des parties sans texture, on les regarde avec raison comme la source où toutes les parties animales organisées puisent les matériaux de leur nutrition.

Nous reviendrons sur les globules, en parlant du volume, de la forme et du nombre étudiés dans les hèmes entiers et dans leurs parties.

11° *Situation.*

Tous les hèmes ou sangs sont contenus ou situés dans des vaisseaux ou *angs* dont l'action leur imprime un mouvement progressif. C'est d'après la nature ou la couleur des sangs que les vaisseaux ont été distingués en chylifères ou *angs protachrômes*, en lymphatiques ou *angs deutachrômes*. Ces deux espèces de vaisseaux sont désignés par nous sous le nom commun de vaisseaux ou *angs achrômes*, c'est-à-dire *angs du sang achrôme*. Les anciens anatomistes ont dû recourir à l'épithète de vaisseaux blancs, ou lactés, de vaisseaux séreux ou lymphatiques. Notre détermination nous paraît plus rigoureuse et plus exacte. Les vaisseaux du sang proprement dit des anciens, c'est-à-dire du sang coloré ou chrôme, d'après notre manière de voir, ont été appelés jusqu'à ce jour vaisseaux sanguins.

La dénomination de vaisseaux ou *angs* du *sang chrôme* ou *angs chrômes* nous paraît bien plus significative. On peut de même distinguer les angs chrômes, 1° en *angs protochrômes*, c'est-à-dire vaisseaux du sang rouge brun, et non vaisseaux du sang noir, épithète tout-à-fait inexacte; 2° en *angs deutochrômes* ou vaisseaux du sang rouge vermeil, dit improprement artériel. Enfin, selon que les quatre espèces d'hèmes ou sangs que nous avons admis, sont contenues dans des *katangs* (vaisseaux centripètes, veines), dans des *parangs* (vaisseaux centrifuges, artères), ou dans des *centrangs* (vaisseaux centraux, cœurs), ou dans les *micrangs* (vaisseaux capillaires); on pourra les désigner sous les noms d'hèmes, 1° *katangiels* (veineux); 2° *parangiels* (artériels); 3° *centrangiels* (cardiaques); 4° *micrangiels* (capillaires); dénominations basées sur l'espèce de vaisseaux ou *angs* qui les contiennent. On reconnaît dans le tableau que le chyle est toujours *katangiel*, que la lymphe est dans le même cas, que les deux sangs chrômes sont successivement *katangiels*, *centrangiels*, *parangiels et micrangiels*. On y reconnaît aussi que le chyle et la lymphe, après avoir été contenus séparément dans leurs vaisseaux propres, se mêlent d'abord ensemble dans un tronc vasculaire qui leur est commun, et qu'ils vont ensuite se mêler au sang chrôme avec lequel ils parcourent alors les katangs, les centrangs et les parangs du sang chrôme jusqu'à ce que leur hématose soit complète.

Quoique l'on ne puisse assigner des limites à des fluides qui ont un mouvement progressif, on peut dire, en général, 1° que le chyle se rencontre seulement dans l'économie vivante des animaux supérieurs, dans le système des vaisseaux qui, après l'avoir absorbé sur la surface de l'intestin grêle, le transmettent à la veine souclavière gauche, encore faut-il admettre que dans son trajet il se mêle nécessairement aux fluides des ganglions chylifères et à la lymphe qui afflue dans le canal thoracique; 2° que la lymphe plus généralement répandue, partant des dernières extrémités artérielles ou du tissu muqueux en lequel se résolvent les vaisseaux, vient aboutir au canal thoracique qui lui est commun avec le chyle, et de plus au tronc lymphatique droit qui se jette dans la veine souclavière droite; 3° que le sang rouge-brun se meut des capillaires aortiques où il se forme, jusqu'aux capillaires pulmonaires, où sa couleur change après avoir traversé les trois ordres de vaisseaux que nous avons admis, c'est-à-dire les katangs (veines), les centrangs (cœurs), les parangs (artères), du sang protochrôme, qui correspondent au système vasculaire à sang noir de Bichat; et 4° que le sang rouge-vermeil est aussi répandu dans toutes les parties du corps, depuis le système capillaire des poumons où il se forme, jusqu'aux capillaires aortiques, dans lesquels il se transforme de nouveau en sang rouge-brun, après avoir successivement parcouru les trois ordres de vaisseaux destinés à le contenir et à le mouvoir, c'est-à-dire à le transporter d'une limite à l'autre. Ces trois ordres de vaisseaux du sang rouge-vermeil qui sont les *katangs* (veines), les *centrangs* (cœurs), et les *parangs* (artères) deutochrômes, forment le système vasculaire à sang rouge de Bichat. Quant aux rapports de contiguité des hèmes avec les vaisseaux qui les contiennent, on peut les exprimer en disant que la surface de chaque colonne ou filet de sang que renferme un vaisseau, correspond à la surface de la tunique interne des vaisseaux, garnie ou non, des valvules, et lubrifiée par un fluide séreux qui facilite le mouvement de translation des hèmes. Plusieurs physiologistes, admettant la perméabilité des tissus vivants, pensent aussi qu'une portion de la partie fluide et la plus tenue des hèmes peut transsuder à travers toutes les tuniques vasculaires. Et en effet, des observations faites dans l'état hygide et dans l'état morbide viennent à l'appui de cette opinion. On doit dire enfin que, dans le phénomène de la nutrition, les molécules concrètes des hèmes sortent du torrent circulatoire et sont déposées dans les tissus vivants. Ce moment de la transformation du fluide en solide vivant constitue la véritable connexion de ces deux ordres de parties. On doit en dire autant du phénomène inverse de la nutrition, c'est-à-dire de celui qui rapporte dans les hèmes en circulation les molécules qui avaient fait partie intégrante d'un tissu.

12° *Volume.*

Le volume de la masse des quatre espèces de sang ne peut être estimé dans un homme adulte, d'une stature moyenne, puisque après la mort il est impossible de les extraire en totalité de leurs vaisseaux. Les physiologistes qui ont fixé d'une manière générale le rapport entre les fluides et les solides du corps humain :: 6 : 1 ou :: 9 : 1, n'ont point indiqué la proportion des hèmes ou sangs, et celle de tous les autres fluides du corps humain. Il ne nous reste donc, pour arriver à quelques appréciations plus ou moins approximatives, qu'à estimer la capacité des vaisseaux qui les contiennent, pour en déduire quelques données qu'on ne peut regarder que comme très-inexactes. Ainsi le volume de la totalité du chyle fait à la suite d'une bonne digestion et d'un repas moyen, même copieux, est très-inférieur au volume de la lymphe. La masse du sang veineux serait égale en volume à celle de la lymphe. Enfin le volume du sang artériel, d'après l'estimation des capacités des vaisseaux, ne serait que la moitié de celui du sang veineux. On voit réellement que dans ce genre de recherches nous ne pouvons jusqu'à présent arriver qu'à des données très-conjecturales ; et qu'il est extrêmement difficile, pour ne pas dire impossible, de résoudre par la voie de l'expérience ces sortes de questions. Je crois même qu'on doit se contenter de données très-générales qui suffisent seules au physiologiste et au praticien. Il serait peut-être plus facile d'apprécier dans un sujet d'un âge et d'un tempérament donnés le volume de la partie fluide du sang comparé à celui de sa partie concrète. Mais la connaissance de ce fait est indiquée d'une manière vague en admettant les proportions variables du sérum et du coagulum dans les quatre sortes de sang ; et l'on reconnaît au premier abord que ces rapports ne peuvent être déterminés avec quelque exactitude que par le physicien et le chimiste, et que les physiologistes ont eu jusqu'à ce jour raison de se contenter d'estimations approximatives. On ne peut leur faire une remarque semblable à l'égard du volume des globules du sang, dont l'estimation, après avoir varié dans les limites de $\frac{1}{3000}$ à $\frac{1}{5000}$ de pouce d'après les recherches de Home, paraît enfin fixée à $\frac{1}{300}$ de millimètre d'après les travaux de MM. Prévost et Dumas. Nous négligeons à dessein ici les estimations de Jurin, d'Euler, de Tabar, de Hales, de Screiber, de Sénac, de Meister, de Haller, de Weiss, d'Autenrieth, de Blumenbach et Burdach, de Rudolphi, de Sprengel. Ces recherches n'ont eu pour but que les globules du coagulum du sang, qu'on croit formés par la fibrine. Elles sont encore à faire pour les globules du sérum, qu'on peut supposer être formés par l'albumine.

13° *Forme.*

Tous les hèmes, étant liquides, sont amorphes, leurs diverses portions sont disposées dans l'économie animale en colonnes contenues dans leurs vaisseaux respectifs, et l'ensemble de celles-ci forme un système ramifié et des réseaux très-déliés, comme les vaisseaux qui les contiennent. Lorsqu'ils sont sortis des vaisseaux et qu'ils se sont coagulés, leur partie fluide est encore amorphe, mais le coagulum a toujours la forme d'une portion de sphère aplatie ou un peu déprimée à la surface extérieure, convexe à la surface plongée dans la portion liquide. En observant l'intérieur du coagulum, on voit des filaments qui se réunissent en un réseau ou lacis dans lequel se trouvent renfermés du sérum, de la matière colorante et des globules entiers encore revêtus de leur enveloppe colorante. Tel est du moins le résultat des observations faites sur les formes qu'on remarque dans le coagulum du sang chrôme. Il est à désirer que les physiologistes étudient avec le même soin le coagulum des deux sangs achrômes, et qu'on note les différences que peuvent présenter les formes observées dans le coagulum du sang protochrôme ou veineux, et dans celui du sang deutochrôme ou artériel.

Les molécules concrètes des hèmes, dont nous

avons déja déterminé le volume, ont aussi une forme qui a été déterminée avec un grand soin par les micrographes. Ces molécules, de forme globuleuse ou lenticulaire, ont été dites vésiculeuses, c'est-à-dire, creusées d'une cavité intérieure, 2° globuleuses et pleines ou non creuses. C'est à cette dernière forme qu'on s'est arrêté d'après le plus grand nombre d'observations. On a dit encore que les globules étaient revêtus d'une enveloppe colorante. C'est dans le sang coloré qu'on a étudié jusqu'à ce jour les formes des globules : il serait nécessaire d'observer comparativement ces formes dans les globules du sérum et du coagulum des quatre espèces de sang que nous avons admises, et il est vraisemblable qu'on déterminerait de légères nuances dans la forme et dans les dimensions. Ce travail est donc encore à faire pour compléter ce qui a déja été exécuté par les micrographes du sang.

Nous devons conclure de ces remarques générales sur les formes observées dans les hèmes, qu'ils doivent être regardés comme des parties amorphes et renfermant cependant les éléments de la forme de tous les organes dont les surfaces sont en général arrondies et rarement formées de plans, d'angles et d'arêtes vives, comme dans les solides inorganiques. C'est donc dans les fluides circulatoires qu'il faut trouver la cause première des formes arrondies des solides vivants.

14° Nombre.

Les hemes, divisés d'abord en deux genres, ont été subdivisés en quatre espèces bien distinctes.

Nous avons vu que leurs principes constitutifs sont, d'après l'analyse chimique, très-nombreux et en proportions variables; que trois parties se montrent les premières à l'observateur : le sérum, les globules incolores, et la matière colorante.

L'estimation de la masse de chaque espèce de sang, divisée en portions semblables d'après une unité prise pour terme de comparaison, a donné des résultats qui ne sont qu'approximatifs et très-variables. Il n'est pas plus possible d'estimer exactement les unités en poids d'une manière absolue, qu'il ne l'a été de le faire en unités de volume. Ce sont donc des estimations relatives, savoir :

Les unités en poids du chyle, au tiers des unités en poids des aliments. La quantité des unités en poids de la lymphe, est indéterminée, et sans doute inappréciable.

La quantité en poids du sang veineux ou protochrôme, a été évaluée de 18 à 20 liv., c'est-à-dire, les deux tiers de la quantité du sang chrôme, estimée de 28 à 30 livres.

Enfin, le nombre d'unités en poids du sang deutochrôme ou artériel, est estimé à un tiers du sang coloré, c'est-à-dire, à 9 ou 10 livres. Il est utile sans doute de connaître ces estimations diverses auxquelles les physiologistes ne doivent point ajouter une foi rigoureuse, puisque, dans ce genre de recherches, on ne doit jamais prétendre qu'à des approximations suffisantes pour la démonstration; convaincu qu'en physiologie on n'arrivera jamais qu'à des résultats semblables qui sont plus ou moins voisins de la vérité.

Malpighi admettait trois ordres de globules dans le sang d'un même animal. Il n'y a qu'une seule classe de ces corpuscules d'après Schmidt. Krimer distinguait les globules du sang artériel de ceux du sang veineux. Faudrait-il, dans l'état actuel de la science, admettre huit sortes de globules, c'est-à-dire, ceux du sérum et du caillot, du chyle, de la lymphe, du sang rouge-brun, et du sang rouge-vermeil? C'est à l'observation à fixer la valeur de cet *à priori*. D'après Sprengel, une surface d'un pouce carré peut contenir 9,000,000 de globules : la proportion des globules diminue, et celle du sérum augmente, dit-on, lorsqu'on souffre de la faim.

Nous venons d'examiner succinctement les caractères anatomiques des hèmes étudiés comparativement dans le type. Ces caractères présentent quelques variations dans le chyle, selon qu'il provient de matières grasses ou non grasses, ou du mucus gastrique et de la salive. Ces observations, qu'on doit à Magendie, prouvent l'utilité de la physiologie expérimentale pour assurer les progrès de l'étude des actions organiques de l'homme. On pourrait en déduire aussi que la composition des autres sangs doit aussi subir des modifications selon le genre de nourriture, et ces modifications auraient leur source dans la nature du chyle suivant le mode d'alimentation. D'après l'étude comparative des hèmes, on peut reconnaître facilement de très-légères différences dans leur nature. On pourrait même dire que ces quatre espèces de sang ne forment qu'un seul fluide nutritif, dont la composition vitale se perfectionne progressivement et s'altère de même; ce qui nécessite cette continuité de mutations et de transformations qu'il subit pendant son cours dans des points déterminés de l'organisme; et, en effet, quoique le chyle et la lymphe soient primitivement l'un blanc et l'autre incolore, ces deux sangs achrômes deviennent peu à peu rosés en s'approchant des veines souclavières, et cette coloration qui se prononce par degrés est peut-être due à leur mélange avec le sang chrôme, que reçoivent les ganglions chylifères et lymphatiques. Ne pourrait-on pas admettre aussi que les capillaires artériels, qui s'abouchent sensiblement d'une part avec les capillaires veineux, et peut-être d'une autre avec les capillaires lymphatiques, ne contiennent, dans le second cas, c'est-à-dire dans leur portion qui s'abouche avec les lymphatiques, ne contiennent, dis-je, que des fluides qui tendent progressivement à se décolorer; ce qui serait l'inverse de la transformation progressive du chyle et de la lymphe en sang chrôme, qui reçoit son complément de coloration dans le poumon. Cette opinion des physiologistes, qui croyaient à l'existence des artères lymphatiques, ne paraît point dénuée de fondement : Magendie la professe encore. Au reste, le tissu muqueux ou cellulaire peut bien être regardé comme l'intermédiaire entre les capillaires artériels et les lymphatiques, puisque, dans l'état normal, il n'est traversé que par des fluides incolores ou blancs. On regarde aussi le système capillaire général comme le lieu dans lequel s'opère la transformation du sang rouge-vermeil en sang rouge-obscur. Le changement inverse se fait dans les capillaires des poumons. On n'a pas cependant déterminé par l'expérience si ces changements de couleur se font d'une manière graduée, comme il paraît que cela a lieu pour le chyle et la lymphe.

CARACTÈRES PHYSIOLOGIQUES.

En abordant l'étude des caractères physiologiques des hèmes ou sangs, nous devons prévenir que, pour éviter les répétitions, nous décrirons les propriétés en vertu desquelles ces fluides agissent sur les tuniques des vaisseaux et cèdent ensuite à leur action, lorsque nous les considérerons comme les corps ou stimulus en relation normale avec toutes les parties de l'appareil vasculaire; ce que nous devons faire dans le tableau synoptique de l'*hémendère* ou *endère* pour les hèmes ou sangs, c'est-à-dire, l'appareil des angs ou vaisseaux qui renferment les fluides circulatoires. Nous devons nous borner à rechercher ici la part que ces derniers prennent aux quatre grands phénomènes physiologiques, auxquels nous avons ramené toutes les actions vitales.

1° *Nutrition.*

En étudiant le rôle important que les hèmes jouent dans l'acte de la nutrition, nous aurons à indiquer d'abord leur formation, les divers degrés d'animalisation qu'ils acquièrent pour pouvoir se transformer en solides vivants et en divers produits sécrétés; ensuite les altérations qui résultent, 1° de ses sécrétions, 2° du mélange des hèmes avec les matériaux usés de l'organisme, altérations continuelles qui nécessitent une rénovation continue au moyen de matériaux venus du dehors ou de l'intérieur de l'organisme. Les hèmes sont formés, préparés, élaborés par un grand nombre d'organes qui contribuent, chacun à sa manière, à entretenir ou à altérer leur composition ou crase normale. Les changements qu'éprouvent ces fluides dans leur nature correspondent, en quelque sorte, à ceux qu'on admet dans la nutrition des solides vivants. Nous allons examiner successivement la formation et l'élaboration des quatre espèces de sang, et leur participation aux phénomènes des nutritions et des sécrétions. Nous tâcherons de déterminer en même temps comment s'opèrent et s'enchaînent leurs changements et transformations réciproques.

1° La formation du chyle ou premier sang achrôme est connue en physiologie sous le nom de *chylification*, nom auquel le professeur Chaussier a proposé de substituer celui de *chylose*. Cette action organique, qu'on pourrait nommer plus exactement *protachrômématose*, consiste dans la conversion des aliments chymifiés, en deux parties, dont l'une, dite chyle, est nutritive, et l'autre forme les fèces, qui ne font jamais partie de l'organisme; elle se passe hors des vaisseaux et sur la surface de l'intestin grêle : nous la décrirons en étudiant les caractères physiologiques du bromentère ou appareil des voies alimentaires, où l'on fera connaître les organes chylificateurs. Le chyle, absorbé par le tissu muqueux extérieur de l'intestin grêle, parcourt les vaisseaux chylifères, les ganglions mésentériques, le réservoir de Pecquet, le canal thoracique, et arrive dans la veine sous-clavière gauche : pris dans les divers points de son trajet, sa nature n'est point identique. Il se présente d'abord avec tous les caractères physiques que nous lui avons assignés dans le tableau; l'élaboration qu'il subit le rapproche de plus en plus du sang coloré dans lequel il est versé. Cette élaboration reconnaît pour cause ou agent la ténuité des chylifères, la lenteur de son cours, l'action des ganglions mésentériques. On a aussi pensé qu'elle consistait dans une addition de quelques principes du sang chrôme par les artérioles sanguines des ganglions mésentériques, ou dans une soustraction de quelques particules éliminables par les veinules de ces mêmes ganglions. Une des causes qui font encore varier la nature du chyle, depuis la surface de l'intestin jusqu'à la veine sous-clavière gauche, c'est son mélange avec la lymphe dans le réservoir de Pecquet et dans le canal thoracique, à raison d'un tiers, estimation sans doute peu exacte. Quoiqu'on n'ait point constaté par l'analyse chimique en quoi consistent les changements de nature qui rendent le chyle de plus en plus assimilable, sa propriété bien constatée de servir à la rénovation du sang coloré suffit pour admettre que le chyle est chargé de matériaux nutritifs, qui doivent recevoir le complément de l'animalisation dans l'organe respiratoire, pour être ensuite mis en œuvre pour les nutritions et les sécrétions. Le chyle n'est donc point un fluide employé immédiatement dans ces deux fonctions.

2° La formation de la lymphe ou *deutachrômématose* a été désignée par le professeur Chaussier sous le nom de *lymphôse* : celui de *lymphification* n'a jamais été proposé, sans doute à cause du redoublement discordant pour l'oreille du son des consonnes *ph* et *f*. Cette action organique, qui consiste, dit-on, dans la conversion de tous les fluides exhalés, et d'une partie des matériaux fluidifiés des solides vivants, en un seul fluide nommé *lymphe*, se passe-t-elle à l'origine des vaisseaux, à leurs radicules, ou hors de ces vaisseaux et dans le tissu muqueux intermédiaire aux vaisseaux du sang coloré, aux solides vivants d'une part, et de l'autre à l'origine des vaisseaux lymphatiques? Cette dernière opinion nous paraît la plus probable. Ainsi, le tissu muqueux serait l'agent de la *lymphose*. Dire en quoi consiste cette élaboration, qui convertit en lymphe tous les fluides divers que nous avons indiqués, c'est dans l'état actuel de la science une chose impossible. La lymphe a paru, aux yeux d'un grand nombre de physiologistes, n'être autre chose que la partie la plus ténue du sang chrôme qui s'en sépare. On avait même admis des artères lymphatiques, chargées de transmettre la portion séreuse du sang aux veines lymphatiques. L'existence de ces artères n'a pu être démontrée, et la grande perméabilité de tous les tissus organiques, et surtout du tissu muqueux ou cellulaire dans lequel naissent les vaisseaux lymphatiques, semble suffire pour expliquer ce passage de la partie la plus ténue du sang chrôme dans les vaisseaux du sang achrôme. Mais l'existence de la lymphose, c'est-à-dire de la formation d'un fluide dit lymphe, fabriqué à l'origine des radicules lymphatiques, fluide qui serait identique dans tous les points de l'organisme, malgré la variété des matériaux employés à sa formation, nous paraît avoir été admise gratuitement. On pourrait même nier son existence, puisqu'on n'a pu recueillir la lymphe à l'origine des lymphatiques, et que cette lymphe ne pourrait être distinguée de la sérosité, qu'on regarde comme un des fluides naturels du tissu cellulaire commun ou non-adipeux. La lymphose seule ne nous paraît point exister dans le sens rigoureux du mot.

Nous n'observons point d'organes lymphificateurs ou des agents de lymphose correspondants à ceux de la *chylose* et de l'*hématose;* et le tissu intermédiaire aux vaisseaux du sang chrôme et à ceux de la lymphe, ne doit-il pas être considéré comme sans cesse lubrifié par une vapeur séreuse qu'on peut bien confondre avec la lymphe? Les physiologistes qui admettent que la lymphe est formée avant ou au moment de son introduction dans les lymphatiques, sont obligés de regarder cette élaboration comme indéterminée, tout-à-fait inconnue, enfin comme un point litigieux. Les changements que subit la lymphe dans son trajet, depuis les radicules de ses vaisseaux jusqu'au canal thoracique et aux veines sou-clavières, sont bien plus faciles à apprécier. Ici la ténuité des vaisseaux, la lenteur du cours de ce fluide, l'action des ganglions lymphatiques, ont été données comme causes de cette élaboration. Les artérioles sanguines des ganglions versent-elles une portion du sang chrôme? Les veinules opèrent-elles la soustraction de quelques principes? Ce sont les mêmes probabilités que pour le chyle : quoi qu'il en soit, la nature de la lymphe n'est point identique dans les divers points de son trajet. Prise dans des lymphatiques très-déliés, elle doit ressembler beaucoup à la sérosité du sang; recueillie dans le canal thoracique, après deux ou trois jours de jeûne surtout, elle se présente avec des caractères qui la rapprochent alors du sang chrôme. Son élaboration, pendant son trajet, ne peut donc être mise en doute; et c'est cette élaboration qui transformerait réellement les fluides séreux arrivant dans les lymphatiques en un véritable sang deutachrôme ou lymphe. Cette élaboration enfin paraît consister dans la conversion de l'albumine en fibrine imparfaite, qui, se mêlant avec la fibrine mollasse du chyle, doit recevoir le complément de sa composition vitale dans le poumon. Schmidt donne comme certain que les globules du sang se forment dans les vaisseaux lymphatiques. N'est-il pas vraisemblable qu'après le travail digestif, lorsque le chyle des aliments n'est plus fourni à l'organisme, celui du mucus gastrique et de la salive peut bien le remplacer? mais n'est-ce pas la lymphe ou la portion séreuse du sang qui est destinée seule alors à alimenter sa portion fibrineuse que l'acte de la nutrition met sans cesse en œuvre? Ainsi la lymphe dont la nature se rapproche le plus de celle du chyle, qui se mêle d'ailleurs avec lui, doit être destinée à suppléer au chyle hors le temps des digestions, et, quoique provenant de l'intérieur de l'organisme, elle doit être regardée comme un fluide destiné à la rénovation du sang chrôme.

On a aussi admis que la lymphe se charge des matériaux usés de nos parties, et qu'elle les entraîne avec elle pour les verser dans le sang chrôme. Ce fait est bien loin d'être prouvé; c'est aux physiologistes, aux chimistes de nos jours, qui ont déja reconnu dans le sang, l'urée, la cérébrine, des matières grasses, à constater s'il est possible de reconnaître dans la lymphe les matériaux qu'on regarde comme le résidu de la nutrition. Une assertion aussi vague ne peut fournir aucune donnée aux expérimentateurs. Mais nous savons que, dans les sciences, les vérités n'ont d'abord été que des hypothèses; qu'il faut les soupçonner, les supposer, avant de les établir. Le perfectionnement de la chimie animale nous paraît devoir jeter un grand jour sur un grand nombre de phénomènes physiologiques.

Nous avons admis, dans le tableau, que la lymphe renferme des produits éliminables; mais en adoptant cette opinion, qui est assez généralement reçue, nous avons dû faire remarquer qu'elle n'est point fondée sur des faits, et qu'elle nécessite des recherches.

Des remarques faites ci-dessus sur la lymphe, nous pouvons conclure qu'elle est, de même que le chyle, un fluide employé primitivement à la rénovation du sang chrôme, et non immédiatement aux nutritions et aux sécrétions.

3° Le sang veineux ou protochrôme n'est point comme le chyle un fluide venant du dehors et formé par des organes spéciaux. Il n'est point non plus regardé comme résultant uniquement des absorptions internes, ce que nous avons admis pour la lymphe. Ce sang n'est autre chose que le sang artériel ou deutochrôme, privé d'une partie de ses matériaux sécrétoires et nutritifs, auquel s'ajoutent cependant des substances venant du dehors. On admet aussi qu'il contient les matériaux usés de la nutrition.

La formation du sang veineux, qui n'a point reçu de nom particulier dans l'ancienne nomenclature, n'est donc autre chose que la transformation du sang le plus nutritif en fluide moins coloré, moins excitant et aussi moins nutritif. C'est une véritable détérioration du premier; et ce phénomène ou cette formation se passe dans les vaisseaux capillaires intermédiaires aux artères aortiques et aux veines générales. Cette sorte de sanguification, qu'on pourrait nommer *protochrômèmatose*, c'est-à-dire, formation du sang protochrôme ou rouge-brun ou veineux, se distingue de la chylose et de la lymphose, en ce qu'elle s'opère évidemment dans des vaisseaux capillaires. Quant à l'élaboration que subit le sang protochrôme dans son cours, l'absence d'organes élaborateurs placés sur le trajet de ses vaisseaux, la vîtesse de son mouvement progressif et le calibre des veines peuvent être donnés comme des raisons pour ne point l'admettre. La variété du sang protochrôme, correspondant à la variété des nutritions et des sécrétions, n'est qu'une conjecture, qu'une probabilité. Enfin, la question de l'identité ou de la non-identité du sang protochrôme, examiné dans les divers points de l'organisme, est encore un point litigieux.

Le sang veineux, quoique beaucoup plus nutritif que le chyle et la lymphe, n'est point employé immédiatement dans les nutritions. Il n'est, comme nous l'avons déja dit, autre chose que le sang artériel privé d'une partie de ses produits sécrétoires et nutritifs, et de plus, chargé des matériaux usés des solides vivants: telle est du moins l'opinion la plus généralement admise. Quelques physiologistes pensent qu'il est le seul employé dans certaines sécrétions, et même dans toutes en général. Le sang protochrôme va subir dans le poumon une véritable élaboration; c'est là, qu'après s'être mêlé avec le chyle et la lymphe, il est converti en sang rouge-vermeil.

4° Le sang deutochrôme est évidemment formé dans le poumon. Il est le produit de l'élaboration que cet organe fait subir au mélange du sang veineux avec les deux sangs achrômes, mis en contact avec l'air atmosphérique. Nous dirons en quoi consiste cette élaboration ou *deutochrômématose*, en traitant des fonctions de l'aérentère ou des voies aériennes ou appareil respiratoire. Le sang deutochrôme subit-il dans son cours une élaboration progressive qui le transforme par degrés en sang protochrôme? Le calibre de ses vaisseaux, la rapidité de son mouvement centripète ou centrifuge, l'absence d'organes élaborateurs placés sur le trajet de ses vaisseaux, sont des arguments en faveur de la négative. Aussi professe-t-on presque généralement que le sang deutochrôme est identique dans les divers points de l'organisme.

Quant à sa participation aux sécrétions et aux nutritions, il est regardé comme le fluide mis en œuvre par tous les organes pour ces deux grandes fonctions. Il renferme donc 1° des substances éliminables, dont l'organisme se débarrasse par les divers émonctoires qui constituent plusieurs organes sécréteurs; 2° des produits nutritifs, destinés à la réparation des solides vivants.

Le sang deutochrôme est donc éminemment nutritif, et fournit à la fois les produits de l'assimilation et de la désassimilation : aussi exige-t-il pour sa rénovation le concours des trois autres espèces de sangs destinés à l'alimenter sans cesse. Sa transformation 1° en produits sécrétoires, 2° en matériaux nutritifs, 3° en sang deutachrôme ou lymphe, 4° en sang protochrôme ou rouge-brun, lui fait perdre tous les caractères anatomiques et physiologiques que nous venons de lui assigner.

2° *Protection et autres fonctions mécaniques.*

Ce caractère est négatif dans les hèmes; ils réclament la protection des canaux qui les contiennent et celle des parties solides qui les avoisinent et les entourent : leur effusion est ainsi prévenue. Ils contribuent aussi, en leur manière, à défendre l'organisme contre des principes irritants qui tendent ou parviennent à s'y introduire. Les matières colorantes et odorantes mêlées avec le chyme n'ont jamais été trouvées dans le chyle. Le sang veineux abdominal a paru se combiner plus facilement avec les substances non assimilables, qui sont forcées de parcourir avec lui des voies dans lesquelles leur introduction offre moins de danger. Cette opinion est fondée sur les résultats obtenus par Magendie dans ses expériences.

Partout où des substances assimilables ou étrangères à l'organisme tendent à s'y introduire, la nature a placé des agents élaborateurs; et on remarque de plus que ces substances sont en très-petites quantités, se mêlent avec des humeurs animalisées, et n'arrivent dans le torrent de la circulation que goutte à goutte.

La crase normale des hèmes est indispensable pour la bonne nutrition des tissus. Leur quantité, dans de justes proportions, sans qu'il y ait prédominance de l'un d'eux, constitue aussi une condition favorable au maintien de la santé.

Dans le phénomène de l'érection, le sang qui aborde dans les tissus aréolaires donne à l'organe une rigidité plus ou moins grande, une augmentation de dimensions qui le rend susceptible des fonctions mécaniques qu'il est appelé à remplir.

3° *Motion ou mouvement.*

Les hèmes, étudiés sous le rapport des mouvements vitaux, donnent lieu aux remarques suivantes :

I. Ils subissent le mouvement progressif qu'on connaît en physiologie sous le nom de circulation. Nous traiterons de cette fonction quand nous exposerons l'anatomie physiologique de l'appareil vasculaire ou hémendère. Nous rapporterons seulement l'opinion de Dœllinger, qui n'admet point de globules sanguins nageant dans le sérum, et prétend que les sangs ne sont point de véritables fluides, qu'ils coulent non comme l'eau, mais à la manière du sable fin contenu dans une clepsydre.

II. Outre la progression du sang poussé par le cœur et l'action des vaisseaux, Schmidt a admis trois sortes de mouvements propres à ces fluides.

1° Un mouvement oscillatoire, qui consiste en un balancement de la masse du fluide en circulation;

2° Deux espèces de mouvement dans les parties du sang.

On a remarqué qu'immédiatement après que le sang est sorti de la veine pendant la fusion réciproque des globules, ceux-ci tourbillonnent et forment un courant qui ne dure que quelques minutes. Ce premier mouvement, au moyen duquel on a expliqué la coagulation, a été attribué tantôt à l'électricité, tantôt à la vitalité du sang. C'est dans le veineux, dans l'artériel, et non dans les deux autres sangs achromes, qu'on l'a observé, quoique ces deux autres espèces de sang soient aussi coagulables. Treviranus admet ce premier mouvement dans tous les fluides animaux qui ont des globules. Ce mouvement est plus prompt dans le sang artériel que dans le sang veineux.

Heidmann a observé que chaque globule sanguin éprouve une contraction soudaine et saccadée, qu'il compare à la contraction musculaire. Ce second mouvement a lieu lorsque les globules sont arrivés au repos. On avait aussi cru qu'une portion de caillot du sang chrôme, récemment formé et soumis à un courant électrique, se contractait à la manière des fibres musculaires. Magendie affirme, d'après l'expérience, que ce phénomène n'a point lieu. Enfin, Schultz a émis sur les mouvements propres au sang une théorie purement vitale fondée sur des observations microscopiques, faites sur les sangs chrômes, au moyen de laquelle on pourrait expliquer les entes animales. D'après ce physiologiste, le sang ne serait point composé de globules nageant dans le sérum ; il formerait une masse homogène qui se divise en une infinité de corpuscules, exerçant les uns sur les autres et sur les parois des vaisseaux l'action la plus vive, de sorte qu'ils s'attirent réciproquement, ou plutôt qu'ils se confondent ensemble, et que, sans cesse occupés à se détruire eux-mêmes, ils se reforment ensuite pour se partager de nouveau. M. Dutrochet, qui a répété les observations de Schultz, assure qu'elles reposent sur une illusion d'optique, et il les révoque en doute.

Il est facile de reconnaître, d'après ces citations, combien le problème de la vitalité des sangs présente de difficultés. Avant d'en aborder la solution, il est indispensable de tracer, s'il est possible, une ligne de démarcation entre l'électricité des sangs et leurs prétendues propriétés vitales.

3° Les hèmes ou sangs ne sont point étrangers

aux autres mouvements des tissus. Quelle influence exercent-ils sur le mouvement des solides vivants?

1° On doit les regarder d'abord comme les excitants normaux et naturels de leurs vaisseaux respectifs dont ils mettent en jeu l'action tonique, l'élasticité et la contractibilité plus ou moins manifeste.

2° Il est vraisemblable que le chyle, la lymphe et le sang veineux ne renferment point les principes excitants pour la production du mouvement musculaire. Le phénomène de l'asphyxie, qui jette tout le système nerveux dans la stupeur, le prouve à l'égard du sang protochrôme. Le chyle et la lymphe ne pouvant aborder dans le tissu nerveux comme le sang veineux, l'expérience ne peut appuyer cette assertion : l'induction doit nous suffire.

3° Quoique la présence du sang deutochrôme dans le tissu d'un muscle ne soit pas une condition rigoureuse pour la production du mouvement musculaire, puisqu'on pense que le sang est plutôt exprimé qu'accumulé pendant la contraction, on doit toujours regarder l'action du sang deutochrôme sur le tissu nerveux de la vie animale comme la condition indispensable et *sine quâ non* pour la production de ce phénomène. Quant aux autres mouvements musculaires plus obscurs, quant à ceux produits par l'élasticité des tissus, il devient très-difficile d'apprécier la part de l'influence nerveuse, qui doit disparaître progressivement; et on peut en déduire l'inutilité de l'action du sang artériel dans cet ordre de mouvements.

4° Incitation ou sensibilité.

L'incitation ou sensibilité étant un phénomène admissible seulement dans les solides vivants, et plus particulièrement dans le tissu nerveux, ce caractère physiologique est négatif dans les hèmes. Il ne faudrait point cependant en conclure que les hèmes sont étrangers à la sensibilité des tissus vivants. Les phénomènes de l'asphyxie prouvent indirectement que le sang deutochrôme ou artériel est indispensable pour l'entretien de l'action nerveuse : cette espèce de sang serait donc non-seulement le fluide le plus nutritif, mais encore le plus excitant. On est naturellement porté à penser qu'un fluide excitateur, qui pénètre avec l'oxygène dans le sang, est dégagé, dans les organes nerveux, de sa combinaison avec ce gaz, pour être ensuite accumulé, irradié, enfin distribué dans tout l'organisme. Ce fluide excitateur ne peut être fourni que par le sang deutochrôme, ou bien, il existe dans les trois autres espèces de sang en de si faibles proportions, qu'ils sont tous incapables d'exciter et d'entretenir l'action du système nerveux. Si l'électricité des hèmes était bien connue, on pourrait peut-être apercevoir le rapport qui est entre ce caractère physique et leur propriété excitante. Mais la science n'est pas encore assez avancée sur ce point.

Tous les hèmes répandent aussi dans le corps leur calorique libre, et contribuent puissamment à produire et à entretenir la chaleur animale, la température et l'énergie vitale. Le sang deutochrôme est encore celui qui influe le plus sur ce phénomène, auquel ne sont point étrangères les trois autres espèces de sang, et surtout le protochrômème ou sang veineux.

En résumant ce que nous venons de dire sur les caractères physiologiques des hèmes, nous pouvons conclure :

1° Qu'on ne peut se faire une idée exacte de la physiologie de ces fluides sans les envisager comme source de tous les produits qui en émanent; d'où l'on déduit leur propriété nutritive, c'est-à-dire qu'ils renferment les matériaux nécessaires pour l'assimilation et la désassimilation;

2° Qu'ils participent très-peu à la protection et à d'autres fonctions mécaniques;

3° Qu'ils subissent le mouvement nécessaire pour leur distribution; que leurs molécules sont susceptibles d'un mouvement propre; qu'ils paraissent contenir un fluide incoërcible nécessaire pour entretenir l'influx nerveux; que ce que l'on a nommé la vitalité du sang paraît consister dans le mouvement des globules et dans leur transformation en solides vivants;

4° Qu'on ne peut admettre de sensibilité dans ces fluides, d'après le sens attaché à ce mot; mais que l'un d'eux (le sang artériel) est indispensable pour la production de cette fonction très-complexe, qui siége principalement dans le système nerveux.

Remarques sur les modifications des caractères anatomiques et des caractères physiologiques des hèmes, suivant :

1° *Les races.*

Si les caractères anatomiques et physiologiques des hèmes présentent des différences suivant les races, celles-ci doivent dépendre 1° des modifications organiques propres à chaque race; 2° de l'influence du régime alimentaire, du climat, et principalement des autres circonstances hygiéniques. Mais aucun physiologiste n'a pu se trouver placé dans des circonstances favorables pour entreprendre des recherches sur ce sujet. Ces différences sont donc inconnues et toutes à déterminer. On a admis cependant que la lymphe prédomine, et que la couleur des sangs chrômes est plus foncée dans les individus de la race éthiopienne que dans ceux des autres races.

2° *Les âges.*

Les modifications des quatre espèces de sang, étudiées pendant les divers âges, forment un sujet bien digne de l'attention des observateurs : aussi les embryotomistes et les organogénésistes se sont-ils déja occupés de la formation du sang chrôme dans l'embryon et de l'existence du chyle dans le fœtus; mais ils ont négligé la lymphe. Le sang chrôme du fœtus contient, d'après Fourcroy, au lieu de fibrine, une susbtance mollasse, sans consistance et comme gélatineuse, et non susceptible de devenir rutilante par le contact de l'air. On admet aussi, d'après ce célèbre chimiste, qu'il ne renferme point de sels phosphoriques. Quant à l'existence du chyle pendant les âges de la vie intra-utérine, elle est seulement soupçonnée. On peut dire, en général, que l'étude comparative des quatre espèces de sang dans l'embryon et dans le fœtus est encore à entreprendre. Les modifications des caractères des hèmes dans les âges de la vie extra-utérine sont indiquées vaguement par les physiologistes : elles sont aussi très-peu connues. La voie expérimentale est le seul moyen de jeter quelque jour sur ces questions importantes.

On pense, en général, que le volume des globules du sang ne change point aux différentes époques de la vie: Hewson les croit cependant plus volumineux chez les jeunes animaux.

Les notions exposées à ce sujet dans le tableau synoptique forment les seules données qu'on possède, dans l'état actuel de la science, sur un point aussi important de l'anatomie physiologique.

3° *La serie animale.*

Nous avons dû constater le peu de notions que la science possède sur les différences des sangs étudiés comparativement dans toute la série animale. Nous nous sommes borné à indiquer ce qui est connu, afin de pouvoir établir le parallèle entre l'homme considéré aux premières époques de son existence, et les animaux dits inférieurs et destinés à vivre toujours dans l'état embryonnaire ou dans des conditions organiques qui les rapprochent du fœtus humain. C'est en mettant à profit les lumières fournies par l'anatomie et la physiologie comparées, que la science de l'organisme humain peut espérer d'arriver à un haut degré de perfectionnement, et s'enrichir de faits positifs, trop négligés jusqu'à ce jour par les médecins.

4° *Les sexes.*

Les modifications des caractères du chyle, de la lymphe, des deux sangs chrômes, étudiés et observés comparativement chez l'homme et chez la femme, sont à peine soupçonnées et bien loin d'être établies sur des observations. L'organisation du sexe féminin se présente bien dans des conditions analogues à celles des premiers âges de la vie extra-utérine. Mais l'influence de l'utérus, à l'époque de la puberté, surtout pendant la gestation, la menstruation, doit s'étendre sur tous les hèmes et y introduire des changements peut-être appréciables.

5° *Les individus.*

Les caractères organiques, d'après lesquels les physiologistes ont établi la distinction des tempéraments, sont fondés en général sur la prédominance des sangs chrômes ou sur celle des sangs achrômes. Les anciens et les modernes admettent un tempérament sanguin et un lymphatique. Ristelhueber admet deux espèces de tempéraments sanguins. Le premier, qu'il nomme *sanguin-artériel*, est caractérisé par la prédominance du sang deutochrôme et le caractère inflammatoire des maladies. Le second, qu'il désigne sous le nom de *tempérament sanguin veineux* ou *bilioso-veineux*, offre la surabondance du sang protochrôme, la pléthore veineuse, l'aptitude aux maladies bilieuses et adynamiques. Les hommes remarquables par les dimensions considérables du corps, par la longueur, la largeur du canal digestif, l'épaisseur de ses parois, offrent une énorme quantité de sang. Chez les individus maigres, qui présentent les conditions organiques inverses des précédentes, le sang est, au contraire, fort peu abondant. Ces remarques sont dues à Magendie, qui a recherché le rapport de la quantité et du volume du sang chrôme au volume du corps et des organes dans les individus.

Enfin, selon que le sang chrôme abonde pendant l'état normal dans tel ou tel autre organe, le physiologiste en déduit que le développement, l'énergie de la fonction de cet organe, exerce une influence qui peut augmenter ou compliquer celle des systèmes généraux. Cette prédominance locale du sang, coïncidant avec celle de son appareil vasculaire dans l'état de santé, caractériserait donc ce qu'on nomme l'idiosyncrasie. Les remarques faites dans le tableau synoptique sur les modifications des caractères des hèmes étudiés dans les individus de divers tempéraments et idiosyncrasies, suffisent pour prouver combien la science est peu avancée sur ce point de physiologie, dont l'étude est indispensable au praticien.

Les résultats généraux, déduits de l'étude comparative des hèmes suivant tous les points de vue de la formule, sont placés, dans le tableau synoptique, dans une ligne horizontale, à la suite de l'exposé de ces caractères, et forment la colonne verticale à droite. Résultats généraux.

Les remarques générales ou corollaires, que nous avons établis d'après l'étude isolée de chaque espèce de sang, ont été placés à la fin de la colonne verticale qui comprend leur histoire faite dans le type et dans ses modifications. Ces remarques forment une bande horizontale qui termine inférieurement le tableau.

En faisant coïncider ces résultats divers, nous sommes arrivé à établir des corollaires, qui nous ont paru justifier le rapprochement nouveau des sangs et des humeurs destinées à renouveler le sang d'après les anciens. Enfin, le besoin de fixer dans l'étude les caractères classiques, génériques, spécifiques de ces parties, a nécessité l'ordre suivi et les détails donnés, qui dispensent de longues recherches dans les auteurs, et fournissent, pour l'enseignement et pour l'étude, des documents épars dans une foule d'ouvrages; ce dont on pourra se convaincre facilement.

Si les rapprochements et les distinctions admis dans ce mémoire existent vraiment dans la nature, notre classification des hèmes ou sangs ne nous paraît point devoir être rejetée par les anatomistes, puisque déja les naturalistes ont distingué les animaux en ceux à sang blanc et en ceux à sang rouge, et que déja les chimistes admettent que le chyle et la lymphe ne sont autre chose que des sangs imparfaits. Les discussions dans lesquelles nous sommes entré suffiront, j'espère, pour prouver que l'ancienne nomenclature anatomique ne renferme point des noms propres à consacrer des aperçus qui ont besoin d'être fixés par des mots, et qu'il nous a fallu recourir à un néologisme inévitable dans l'état actuel de la science, en prenant toutefois pour base quelques noms anciens dont l'usage a déja établi la valeur.

D'après l'exposé succinct et rapide des connaissances acquises dans l'étude des hèmes ou sangs, on peut conclure :

I° Que ces fluides constituent la première forme, le premier état de la matière animale vivante.

II° Qu'au premier degré de l'animalité on doit les considérer comme des liquides homogènes; qu'on ne peut les comparer alors qu'à la sève des végétaux, et nullement aux autres fluides du règne inorganique.

III° Qu'au fur et à mesure qu'on s'éloigne du moment de la conception ou qu'on les étudie dans des animaux supérieurs, leur nature devient plus complexe; qu'on doit y trouver 1° tous les éléments organiques des solides vivants et non vivants de l'économie animale; 2° tous les éléments chimiques et tous les matériaux immédiats des humeurs qui en émanent; et qu'ils constituent par conséquent une masse renfermant à-la-fois les matériaux mis en œuvre pour l'accroissement et la réparation du corps, et les substances dont l'élimination est nécessaire.

IV° Qu'ils doivent être considérés comme le corps en relation normale avec l'appareil vasculaire, c'est-à-dire, celui sur lequel doivent agir les vaisseaux qui les contiennent et s'opposent à leur effusion.

V° Que la forme moléculaire sphéroïde ou ellipsoïde des particules de la portion concrète des hèmes et la suspension de ces particules dans un liquide constituent des conditions très-favorables à leur mouvement progressif dans un système de vaisseaux cylindroïdes décroissant ou croissant progressivement.

VI° Que la forme des particules de la portion concrète peut être considérée en général comme génératrice des formes des solides vivants.

VII° Qu'indépendamment des éléments organiques nécessaires pour la formation de tous les produits fluides ou solides qui en émanent, les hèmes contiennent, dans des proportions inconnues, un fluide incitateur qui, dégagé de sa combinaison, s'accumule, s'irradie dans les organes nerveux, et dont l'admission est indispensable pour expliquer la grande majorité des phénomènes de la vie physique. C'est ainsi qu'ils contribuent à produire le mouvement et le sentiment.

VIII° Que tous les hèmes étant plus ou moins concrescibles, cette concrescibilité, cette coagulation, cette tendance naturelle à la solidification vitale, paraît être le résultat de l'état électrique de leurs molécules concrètes; et que, si l'on parvient à déterminer le rapport qui existe entre la nature, la température, la capacité pour le calorique et l'électricité de chaque espèce de sang, il est vraisemblable qu'on aura applani les difficultés qui rendent encore inabordable la question de la vitalité des sangs.

Nous devons faire remarquer en terminant ce Mémoire qu'on doit le considérer, non comme une monographie, mais comme un développement obligé des principes qui ont dirigé la projection du tableau des hèmes, et qui tendent à présenter comme plus naturelle et plus physiologique notre classification étayée d'une nomenclature nouvelle propre à en fixer la valeur.

FIN.

IMPRIMERIE DE FIRMIN DIDOT, RUE JACOB, N. 24.

www.ingramcontent.com/pod-product-compliance
Ingram Content Group UK Ltd.
Pitfield, Milton Keynes, MK11 3LW, UK
UKHW020145200726
13856UKWH00003B/850

9 782011 792624